對症上菜
讓你不吃藥也健康
以最平凡的家常食材
變化出60道養生保健的
美味菜餚

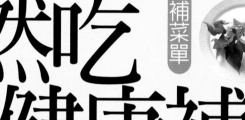

60道省錢全家補菜單

自然吃
健康補

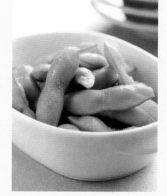

COOK50 035

林美慧 著
楊錦華 審訂

朱雀文化

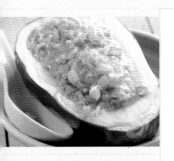

自然原味 吃出健康 ＊ 林美慧

自
然
吃
・
健
康
補

　　近年隨著歲月的增長，新陳代謝不良，讓我親身體驗到「身材像發酵的麵包迅速膨脹」的可怕，身上也隱約開始出現病痛症狀，此時我才警覺健康已亮起紅燈。

　　然而當我正為自己的健康憂心忡忡時，卻偶遇了一位數月未見的學生，她不僅整個人神采奕奕，身材也苗條許多。幾經追問之下，我才知道她認識了一位精通中西醫學、專治疑難雜症的神醫，而這位神醫更研究出一套獨家的快速瘦身法，讓她在短短數月內宛如脫胎換骨，不僅恢復健康氣色，也擁有令人稱羨的窈窕身段。

　　經由她的介紹，這位神醫以溫疚幫我打通五腑內臟，促進新陳代謝，進而配合飲食及運動，使我在短短一個多月內減重了12公斤，多年的手麻痼疾也不藥而癒，整個人都精神抖擻了起來。

　　多年以來我一直對飲食有著無限的熱誠，平日亦經常加以探索及研究，正如《本草綱目》所言——藥食本同源，每種食物皆具有療效及特性，只要針對其特性做正確的烹調及食用，確實可以改善身體的狀況。基於以上的理念，而正好這位神醫對於飲食養生之道亦有深入見解，於是熟識之後他更將我引進中國傳統醫學境界，讓我得以領略《本草綱目》的古老智慧。

　　本著烹飪教學二、三十年的經驗與基礎，努力探討及了解食物的奧妙與療效，我精心設計出60道完全不添加藥材，簡易且具有養生療效的食譜，不僅對症上菜，菜色設計亦以取材容易，簡單烹調為主，希望你我都能吃出健康、吃出美麗。

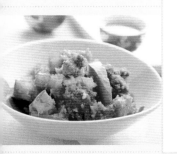

食療的好處 ＊ 中醫師 **楊錦華**

用食物治療疾病或預防疾病，在我國已有悠久的歷史。不僅取材方便、隨手可得，製作簡單、療效顯著且安全無副作用，長期食用尤其適合。而隨著時代進步，生活品質提高，人們開始重視養生、調理與保健，所以這種最適合人們採用的日常食療法便又開始風行。

藥食本同源，因此只要食材搭配應用得當，不必吃藥一樣可以發揮防治疾病的作用。而正確運用食物的四氣(寒、熱、溫、涼)和五味（酸、苦、甘、辛、鹹），就能達到補充氣血津液、協調陰陽、促進循環、增強體力、美容減肥等療效。

食材各有其屬性，以中醫的食療觀點而言，以寒性食物治療熱性體質人的病，反之，溫熱性食物就適宜虛寒的人食用。林美慧老師這次精心製作的《自然吃・健康補》一書，就是以簡便的烹調手法，並將各種食材特性加以搭配，以達到簡單吃也能發揮醫療保健的食療效果。

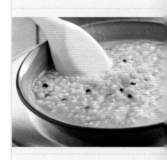

大自然界的食材中，溫熱性食材具有補虛勞、溫中的作用，如羊肉、雞肉、薑、蔥、蒜、酒等；寒涼性的食材則有清熱、瀉火的功能，如苦瓜、絲瓜、白菜、豬肉、螃蟹等。五味中的酸味有收澀作用，能生油益陰，適合皮膚乾燥與皺紋多的人食用，如烏梅、橘子、蘋果、醋等。苦者可清熱解毒，如苦瓜、茶葉等。多食甘者食材能抗寒不怕冷，如鴨肉、粳米、紅棗等。再談辛味食材有宣散作用，可促進新陳代謝，具美容之效；鹹味則有軟堅散結及防癌作用，如海參、紫菜、鹽等。

總體而言，食療確實比藥療易學好作且簡單明瞭，食材也是日常生活中垂手可得。此次林美慧老師為讀者所精心製作的食療配方，除了有相同病症的人可食用，作為一般家常菜色亦可養生保健，還能改善體質、滋陰補陽，可謂是讀者們的一大福氣！

學歷：
中國醫藥學院
美國加州南灣大學

經歷：
於多所中醫診所、長青學院、教會與中國青年服務社、救國團等單位擔任特約醫師及中醫保健講師，亦曾於廣播節目擔任主講，著有《3分鐘減脂美容茶》、《3分鐘美白塑身茶》、《6分鐘泡澡瘦一身》。

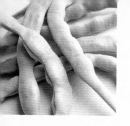

美食養生 文/翊紜

家 常 食 物 吃 出 免 疫 力

利用天然食物來改善體質或減輕病症，其實早就習慣性的存在於你我的飲食生活中。許多人一定有過感冒喝薑湯、生理期時喝熱紅豆湯、宿醉時喝番茄汁、吃蛋酒退燒的經驗。靠著食物與調味料的搭配，利用食物本身的特性來補強當時身體上所缺乏的部分，其實這就是飲食療法。這些飲食上的經驗，因為有效而代代相傳，同時因著不需抗拒中藥的味道，因此這種自然療法才能自古至今為中國人所推崇。

善用食物特性吃出好體質

每種食物含有不同的營養素，要確實發揮功能必須先了解食物的屬性，然後根據需要與自身條件善加運用搭配，就能擁有健康好體質。

1 選擇完整性的食物 / 選擇「完整食物」以吸收食物本身充足的營養素，如喝柳橙汁時不要濾去果渣，可增加維他命C吸收力，能直接吃剝皮柳橙果肉更好；選擇糙米也比精製白米擁有更多完整營養素，吃小魚乾則比單吃魚肉更能攝取到多量鈣質。

2 注重營養均衡性 / 人體需要各種不同的營養素才能發揮功能。例如牛肉含有豐富蛋白質和飽和脂肪酸、蔬果則多含維他命和纖維質、米麵等主食則含熱量主要來源的碳水化合物。因此均衡攝取各類食物，了解不同食物優點，才能搭配出具食療效果的餐點。

3 善用高能量食物 / 高能量食物指的就是深綠色蔬菜，如綠花椰菜、綠蘆筍、海帶等。食物具有的能量愈高，對人體細胞修補與造血功能就愈強，同時還具有排毒功能，這也是癌症病人必須多吃深綠色蔬菜的原因。此外，多攝取具有生命力的食物，例如生菜、生魚片，因沒有經過繁複加工烹調，對人體助益更多。

4 搭配食物酸鹼性 / 肉類、蛋、加工奶製品屬酸性食物，五穀雜糧、蕃薯、芋頭等主食則偏中性，蔬菜、水果則為鹼性。各種屬性的食物要均衡攝取，否則會損害人體的自律神經系統。

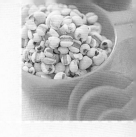

5 **主食與副食需同時攝取** / 主食指的是提供足夠熱量燃燒的碳水化合物，副食則包括魚、肉、蛋、奶、豆類、蔬果等，兩者要互相搭配才會發揮功效。如果不吃米飯只吃菜，易導致自律神經與內分泌失調，引起如甲狀腺亢進、類風濕關節炎、異位性皮膚炎、孩童高燒不退等疾病。

擅用料理手法
發揮食物效能

烹調方法不恰當，會破壞食物的營養素，而愈繁複的料理方式也愈容易產生致癌物質，引發慢性病的機率也相對提高。因此了解適當的料理方法，才能發揮食物的效用。

1 **低溫烹調** / 食物經由高溫烹煮很容易變質，高溫會讓油脂變成過氧化脂肪酸，對人體增加負擔。以低溫烹調不只能避免食物出現毒素，還能保持食物能量。

2 **選擇鍋具** / 建議選用性質較穩定的不鏽鋼鍋，且必須掌握熱鍋冷油的原則。此外，烹調時最好能加上鍋蓋，不僅可避免營養素流失，減少油煙，也能使食物快熟。

3 **油脂選擇** / 大多數油脂如沙拉油、葵花油、玉米油，都是脂肪酸不穩定的油類，長期食用易導致器官發炎。建議使用耐高溫炒炸、不易變質的橄欖油，以減少血管阻塞與罹患肺癌的機率。

4 **關於爆香** / 油脂高溫會劣質化，易造成肝功能負擔。所以若要爆香，建議使用蔥、薑、蒜、洋蔥等可抑制油脂氧化的辛香材料，同時增添食物香味。

5 **蔬菜不要煮得太熟** / 儘量選擇無農藥污染的新鮮蔬菜，若能生吃就生吃，如果要煮則以七分熟為主，煮得太爛反而會使蔬菜生命力與營養素流失。

6 **肉類簡單烹調** / 烹飪肉類料理手法愈簡單愈好，如清蒸、煮湯，愈能保有肉類食物的豐富營養素。如果把蛋滷成鐵蛋、魚煎炸得過度香酥，都會使蛋白質劣化，增加內臟負擔。

　　正確運用食材的搭配，就能自然抗壓、抗癌、美容、防老……，是治療現代文明病最好的方法，簡單經由生活中的三餐攝取，善用食物就能讓你「病從口出」，達到美食養生。

CONTENTS

自 然 吃 · 健 康 補

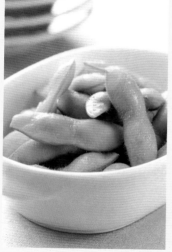

家常蔬食補 8　　家常肉補 42

◎本食譜中所有食材與調味料,皆不可以其他食材
　替代,否則會失去原有療效。
◎本書中標明之食材購買價格,均為盛產期價格。

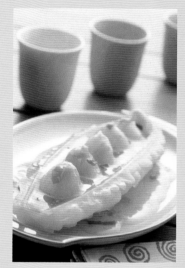

家常海味 72

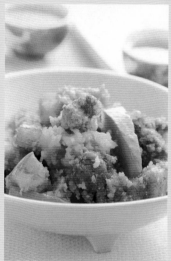

湯&甜品 88

Healthy

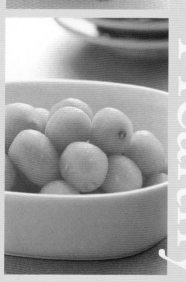

Vegetable

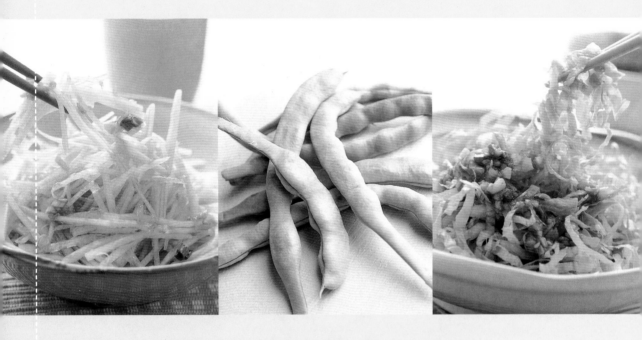

繁複的烹調與精緻的飲食，

嚐來美味，卻破壞營養。

健康來自於自然，

這裡有23道毫不做作的青蔬菜餚，

等你來品嚐。

vegetable

Vegetable

家常蔬食補

vegetable

★夏天食用蔊豆可消暑止渴、防止腹瀉。

乾炒蔊豆

● 材料 INGREDIENTS

蔊豆1碗（約4兩）

●● 調味 SAUCE

糖1小匙、醬油2小匙、白醋1小匙、黑麻油2大匙、白酒1/2小匙、鹽1/3小匙、蔥薑蒜末各2小匙、水1/3碗

●●● 做法 RECIPE

1 蔊豆洗淨瀝乾，切斜片備用。

2 起油鍋加入黑麻油炒香蔥薑蒜末，將蔊豆入鍋炒至半熟後，加入其餘調味料及水，一起拌炒至熟即可。

功效

1.消暑止渴，亦有解毒功效。

2.防止腹瀉。

3.改善女性的白帶問題。

4.若長期食用，可防止頭髮變白。

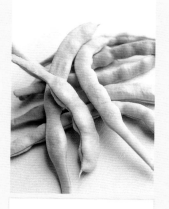

蔊豆

又稱醜豆，含大量維生素及鐵質，其營養價值較菜豆豐富，常食用蔊豆能改善視力。豐富的鐵質有助於造血功能，可養顏美容、防止皮膚粗糙。其豆莢含大量粗纖維，可幫助消化、促進腸胃蠕動、防止便祕。

食物魔法術

將蔊豆打汁飲用1,500c.c.，可解酒精中毒以及河豚毒素。

份量
每人1日1餐的份量
適合午餐或晚餐食用

價格
約15元

適用對象
6歲以上

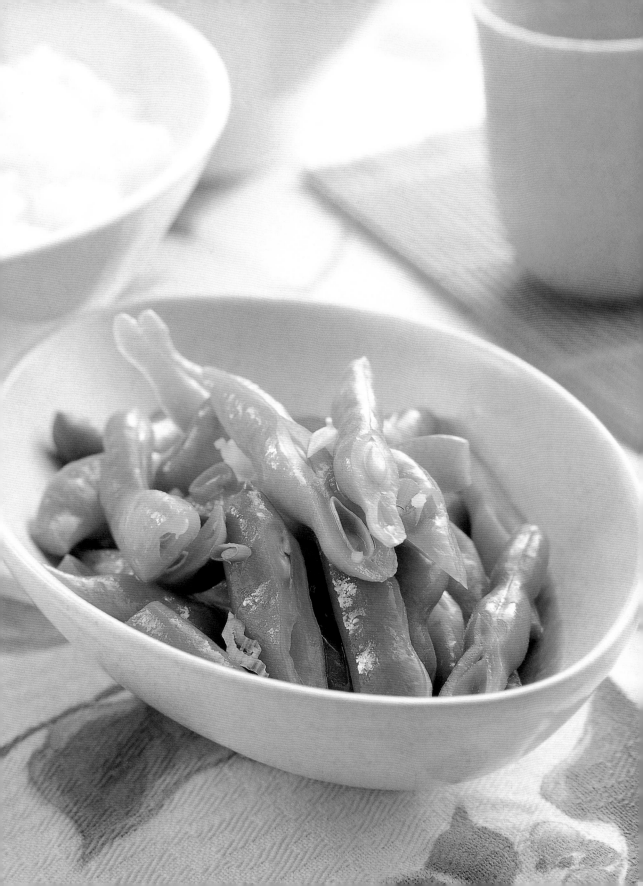

★胡蘿蔔有助於排除體內廢物，增加抵抗力，多吃可常保健康。

糖醋小胡蘿蔔

功效

1.健脾補血。

2.可促進體內環保，使大小便順暢。

3.可改善長期乾咳。

4.有益於消除水腫，幫助下半身水腫輕鬆排水。

5.對甲狀腺及心臟，有很好的穩定效果，高血壓亦有療效。

注意事項

本道食療重點在醃漬過程，不可添加其他材料一起醃漬。

● 材料 INGREDIENTS

小胡蘿蔔150公克（4兩）

●● 調味 SAUCE

醃料：白醋1碗、糖2大匙、鹽1小匙、酒2大匙、薑蒜末各1小匙

●●● 做法 RECIPE

1 小胡蘿蔔洗淨，瀝乾水份備用。

2 醃料調勻後，將小胡蘿蔔放入醃漬。

3 醃漬6小時以上，即可取出食用。

份量
每人1日2餐的份量
適合午、晚餐食用

價格
約20元

適用對象
年滿16歲女性
年滿18歲男性

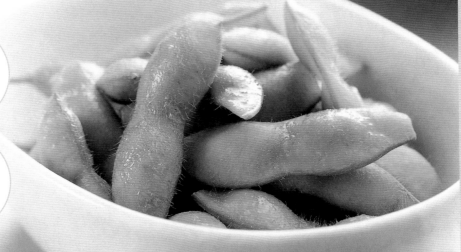

份量
每人1日2餐的份量
適合午、晚餐食用

價格
約15元

適用對象
12歲以上

vegetable

★毛豆是預防高膽固醇、老年痴呆症、肥胖等老年疾病的最佳食材。

水煮毛豆莢

● 材料 INGREDIENTS

毛豆莢225公克（6兩）

●● 調味 SAUCE

鹽1/2小匙

●●● 做法 RECIPE

1 將毛豆莢洗淨。

2 鍋中水燒開，放入毛豆莢煮3分鐘後，撈出放入冷開水中
　漂涼，取出瀝乾後加鹽拌勻即可。

功效
1.消除疲勞。
2.可預防糖尿病、高血壓、動脈硬
化及腳氣病。

vegetable

★山藥可健胃整腸，消化不良者多吃可改善腸胃不適症狀。

冰鎮山藥片

功效

1. 健腸胃，增強消化系統。
2. 補脾肺、固精氣。
3. 可治療咳嗽。

注意事項

1. 不宜加糖烹調，療效會變差。
2. 生吃山藥，有害身體健康。

● 材料 INGREDIENTS

山藥180公克（5兩）

●● 調味 SAUCE

鹽1/3小匙、水2碗

●●● 做法 RECIPE

1 山藥去皮洗淨，加水及鹽放入容器中，用電鍋蒸熟（外鍋放入1.5碗水）。

2 蒸熟後取出山藥放涼。

3 將山藥整塊放進冰箱冷凍，冰凍10分鐘後，即可切片食用。

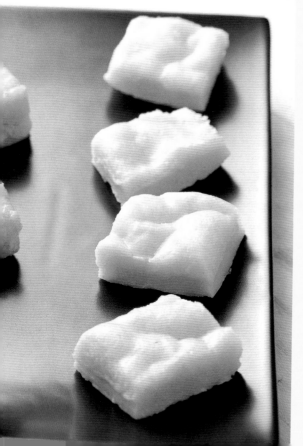

份量
每人1日2餐的份量
適合午、晚餐食用

價格
約30元

適用對象
12歲以上

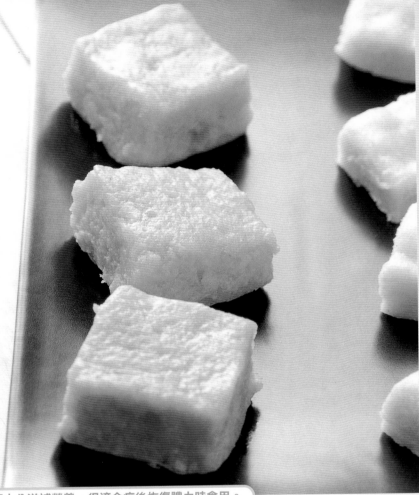

vegetable

★本道食療十分滋補營養，很適合病後恢復體力時食用。

蜂蜜山藥

● 材料 INGREDIENTS

山藥180公克（5兩）

●● 調味 SAUCE

蜂蜜300c.c.、水1,500c.c.

●●● 做法 RECIPE

1 山藥去皮洗淨切成塊狀，放入水中以大火煮開後，改小
火續煮30分鐘。

2 撈起瀝乾，將蜂蜜淋在山藥上，放入電鍋蒸（外鍋放入1
碗水），開關跳起後再保溫30分鐘，取出即可食用。

功效
1.補中益氣，預防感冒。

2.滋陰，治療產後或病後的身體虛
弱。

3.提振食欲、止咳化痰、止腹瀉。

vegetable

★本道食療蛋白質及纖維質含量豐富，既營養又可促進消化。

蠶豆炒韭菜

材料 INGREDIENTS

水發蠶豆2/3碗、韭菜150公克（4兩）

調味 SAUCE

生薑末1小匙、糖鹽各1/2小匙、酒1小匙、蔥蒜末各1/2小匙、黑麻油1小匙、水1/2杯

做法 RECIPE

1 蠶豆剝去外殼、韭菜洗淨瀝乾後切段備用。
2 起油鍋加油3大匙，放入生薑末爆炒至金黃色。
3 將蠶豆入鍋並加水1/2杯炒至熟軟。
4 最後加入韭菜、其餘調味料拌炒片刻即成。

份量
每人1日1餐的份量
適合午餐或晚餐食用

價格
約25元

適用對象
12歲以上
末滿12歲份量減半

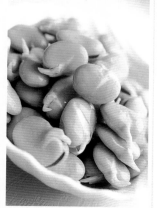

蠶豆
新鮮蠶豆盛產於1～4月，其營養豐富，除了維生素A、B2、B6、C以及礦物質，還含有大量的纖維質與蛋白質，可治療水腫、腳氣病、降低血膽固醇、促進腸子蠕動。

忌
蠶豆症患者不可食用蠶豆，否則會引發頭痛、嘔吐、發冷高燒、抽筋、昏迷等現象，嚴重者會死亡，必須盡速送醫。

功效
幫助消化、消除腹脹

注意事項
1.本道食療亦可清蒸，最後將調味料淋上即可，功效相同。
2.偏好食辣者，可加入適量辣椒末調味。
3.可酌量加入枸杞，以增美觀。

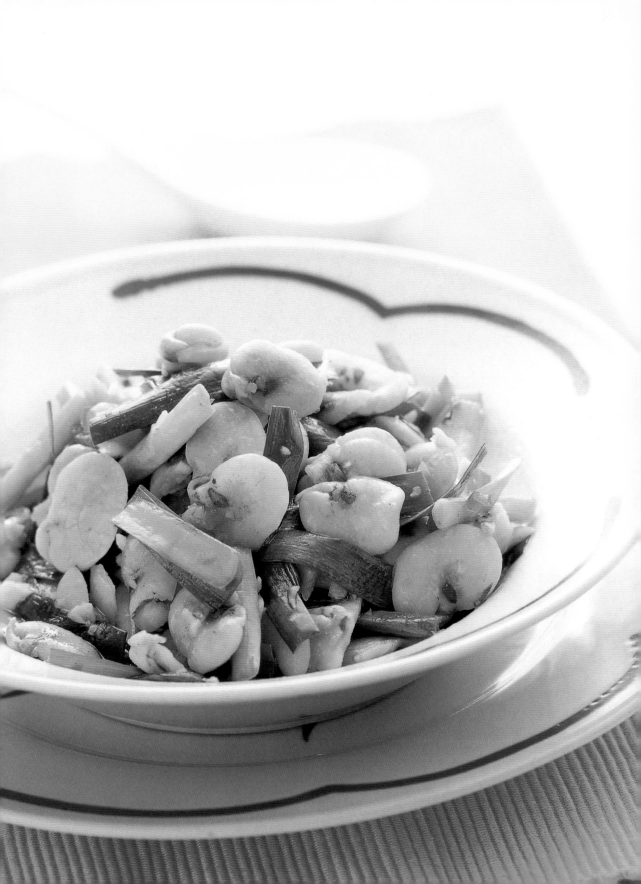

vegetable

★食用油菜可促進血液循環，身上常淤血者多吃可活血化淤。

清炒油菜

功效

1.可治療腳麻。

2.消腫、去除淤血。

注意事項

1.患有關節扭傷舊疾者，若食用易使舊疾發作，應避免。

2.皮膚易長暗瘡、口齒有病變以及有狐臭者，食用本道食療容易使病症惡化，應減少。

3.有損男性之陽氣，建議男性朋友減少食用。

● 材料 INGREDIENTS

油菜180公克（5兩）

●● 調味 SAUCE

生薑片4片、鹽1/3小匙、香油1/2小匙

●●● 做法 RECIPE

1 油菜洗淨瀝乾，切成寸段狀備用。

2 起油鍋加入2大匙油及2大匙香油，放入生薑片爆香至呈金黃色。

3 將油菜放入鍋中，快炒至軟化，加入鹽及香油拌勻即成。

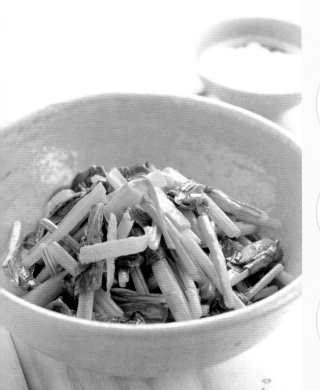

份量

每人1日1餐的份量
1週只能食用1次

價格

約10元

適用對象

一般人均可

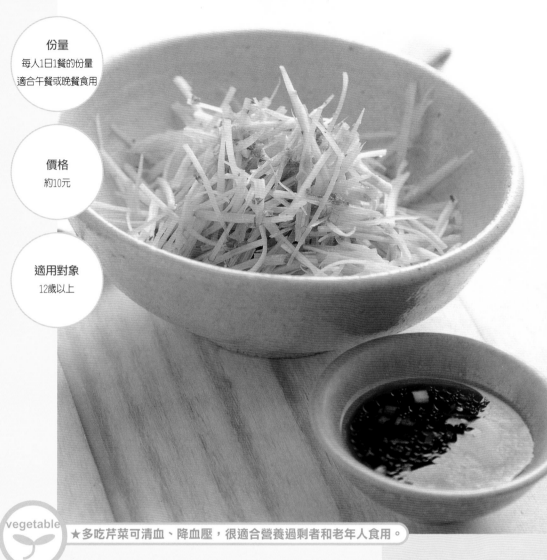

★多吃芹菜可清血、降血壓，很適合營養過剩者和老年人食用。

份量
每人1日1餐的份量
適合午餐或晚餐食用

價格
約10元

適用對象
12歲以上

糖醋芹菜

● 材料 I N G R E D I E N T S

芹菜150公克（4兩）

●● 調味 S A U C E

醬汁：糖1小匙、白醋2小匙、醬油3小匙、香油4小匙、辣椒末適量（可視情況添加）

●●● 做法 R E C I P E

1 芹菜洗淨瀝乾，切成細長絲狀，鋪於盤中備用。

2 將醬汁拌勻，待食用前淋上即可。

功效

1.促進大、小腸蠕動功能。

2.治療鼻塞、身體發熱現象。

3.有穩定高血壓的功用。

注意事項

1.芹菜熟食的功效會較差。

2.醬汁調勻後，不可事先淋上，否則不僅會出汁，還會破壞功效、影響口感。

功效

1.健胃整腸、增進食慾。

2.可消除胃脹氣。

注意事項

1.痛風患者不可食用過量。

2.很適合拌麵、拌飯或夾土司、饅頭食用。

份量
每人1日1餐的份量
適合午餐或晚餐食用

價格
約25元

適用對象
6歲以上

vegetable

★酸香的口味，既可開胃又可健胃整腸，適合食慾不振時食用。

香菇酸菜末

酸菜

芥菜採收後經日曬、封桶醃製，即可製成酸菜，其風味獨特，主要生產於雲林嘉南平原一帶。食用酸菜可去油解膩、開胃助消化，但製作時若發酵時間過久，酸菜則容易發黴而導致亞硝酸鹽過量，食用過多容易罹患食道癌，必須限制食用量。

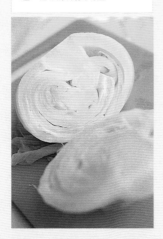

材料 INGREDIENTS

酸菜葉150公克（4兩）、乾香菇蒂150公克（4兩）

調味 SAUCE

蒜頭4顆、薑片2大匙、水1/3碗、醬油3大匙、酒1大匙、糖1大匙、香油1小匙

做法 RECIPE

1 乾香菇蒂泡冷水至發，取出剁成碎末，酸菜葉亦剁成碎末。

2 將1/3碗沙拉油倒入鍋內，油熱放入2顆蒜頭爆香後撈除，再放入香菇蒂末炸香，撈起瀝乾油份。

3 另起油鍋加油4大匙，放入薑末炒香，再放入酸菜末拌炒片刻，最後加入香菇末及其餘調味料一起燜煮，至湯汁收乾、灑上香油即可。

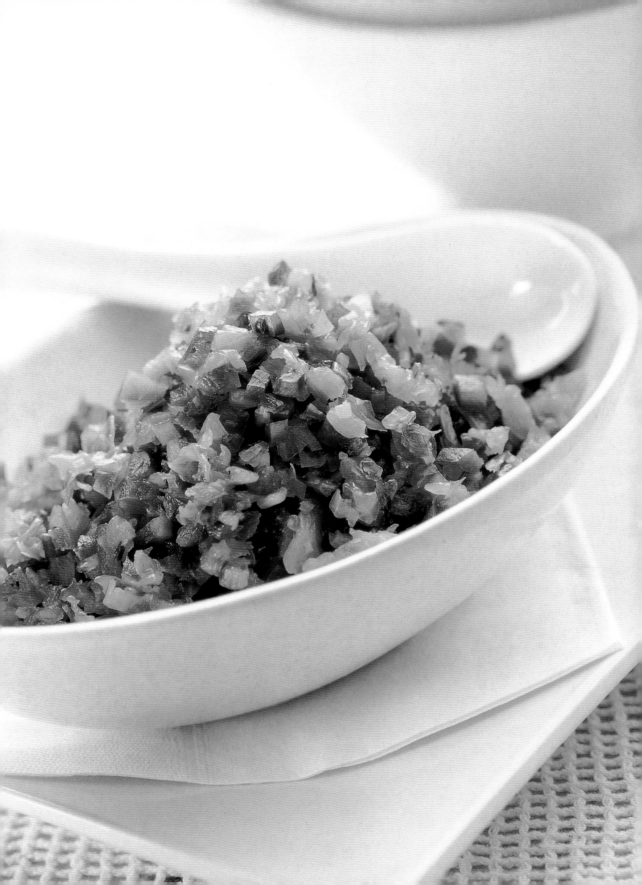

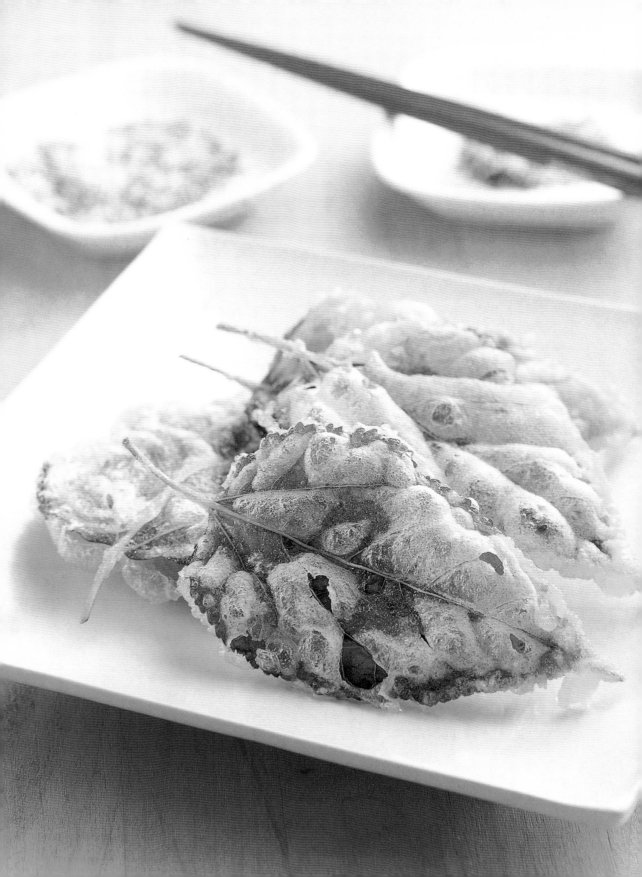

vegetable

★本道菜開胃爽口，可降體內火氣，適合在夏日食用。

酥炸桑葉

材料 INGREDIENTS

老桑葉150公克（4兩）

麵糊：冰水1杯、蛋黃1個、低筋麵粉1杯

●● 調味 SAUCE

胡椒鹽1/2小匙

●●● 做法 RECIPE

1 桑葉洗淨，瀝乾水份後用紙巾擦乾備用。

2 麵糊材料拌勻，將桑葉放進麵糊中，使每片桑葉都沾上麵糊。

3 起油鍋加入2碗沙拉油，至7分熱（170℃）時，放入桑葉油炸，當麵糊呈微黃時即可取出，置於吸油紙上，再放入餐盤。

4 食用時沾上胡椒鹽即可。

份量
每人1日2餐的份量
適合午、晚餐食用

價格
約10元

適用對象
6歲以上

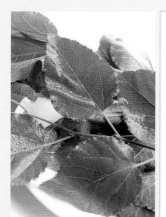

桑葉

桑葉在2世紀時便已被中國人利用作為藥材，具保健養身、延年益壽之功效，故又「神仙草」。桑葉含有豐富的蛋白質、維生素與鉀、鈣等營養素，可涼血去熱、止咳、明目、清血補肝、降低血膽固醇與血脂肪，幫助體內排水，很適合老年人食用保健。

功效

1.涼血、開胃、燥濕（去除體內濕氣）。

2.可稍降火氣。

注意事項

1.油炸時要特別注意油溫及時間，否則會因炸過頭而失去口感。

2.起鍋前記得將爐火轉大火逼油，才不會太過油膩。

份量
每人1日2餐的份量
適合午、晚餐食用

價格
約30元

適用對象
12歲以上

vegetable

★清涼退火,亦可解毒、明目,孩童食用可治療痱子。

白玉苦瓜

● 材料 INGREDIENTS

苦瓜1/2個(約5兩)、荔枝肉(或葡萄肉)
1/2碗

●● 調味 SAUCE

酒1/2小匙、鹽1/3小匙、香油1小匙、蔥
薑蒜末各適量

●●● 做法 RECIPE

1 苦瓜縱切成兩半,中間挖空備用。

2 將荔枝肉(或葡萄肉)一一排入苦瓜
中塞緊,將封口朝上放入容器中,再
放入電鍋中蒸熟(外鍋放入1碗水)。

3 蒸熟後取出,將蒸出來的原味湯汁,
加入調味料煮滾,淋在苦瓜上即可。

苦瓜
清熱解毒,可提振食慾,其含
有大量粗纖維與果膠,可防止
便祕,並可加速血膽固醇的代
謝,具有排毒、防癌、預防壞
血病等功能。

荔枝
含糖量較高,食用荔枝可促進
血液循環,治療貧血。虛寒體
質者適量食用,可補充元氣、
使臉色紅潤。

忌
荔枝不易消化,食用過量容易
口渴、燥熱上火,燥熱體質
者、糖尿病患者或有牙齦腫
痛、流鼻血等症狀者,不宜食
用。

功效
1.祛除疲勞、清火解熱、清
心明目。
2.治療痱子。
3.暖胃補陽。

注意事項
本道食療需使用新鮮水果,
不可用罐頭水果代替。

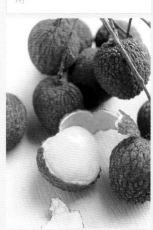

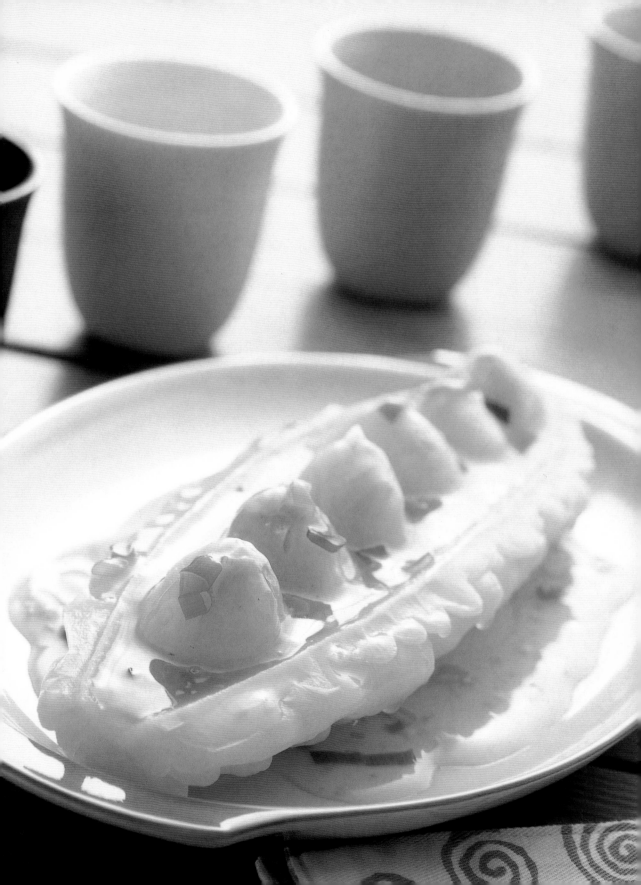

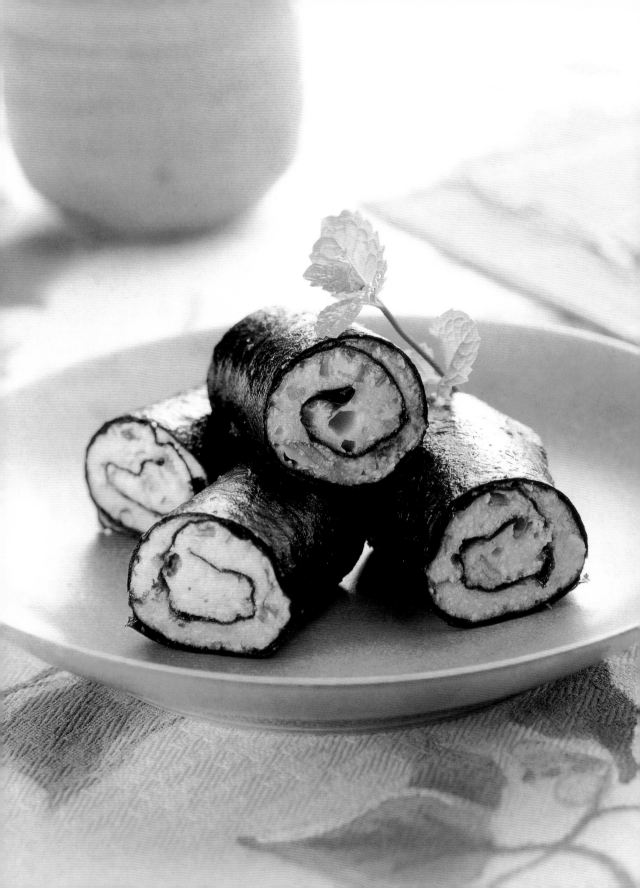

vegetable

★可祛熱氣，夏日煩燥不安時食用，有助於穩定情緒。

紫菜豆腐卷

● 材料 INGREDIENTS

紫菜3大張、豆腐1/2盒

●● 調味 SAUCE

酒1/2小匙、鹽1/3小匙、糖少許、蔥末1小匙

●●● 做法 RECIPE

1 調味料拌勻備用，準備蒸籠。

2 豆腐水份用紙巾吸乾，攪碎呈泥狀，再將調味料加入拌勻。

3 取1張紫菜鋪在竹簾上，豆腐泥平鋪於上，捲成圓筒狀。

4 將紫菜豆腐卷切成2段，接著取出第2張紫菜，將1個紫菜豆
  腐卷包起來（如同春卷之製作方式），封口沾少許水黏緊，
  接著將第2卷包好。

5 待蒸籠裡的水燒開後，將紫菜豆腐卷放入，蒸約5分鐘即可
  取出，即可食用。

份量
每人1日1餐
適合午餐或晚餐食用

價格
約25元

適用對象
一般人均可

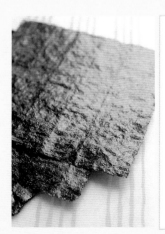

紫菜
是一種生長於海中的紅藻植物，含有豐富的纖維質、蛋白質及碘，除了可退火、降血壓、防止動脈硬化、治療疝氣等，最重要的功能是維護甲狀腺功能，可預防甲狀腺腫大。

功效
1.可解熱、安定情緒。
2.防止及治療腳氣病。

注意事項
1.豆腐易出水，所以製作過程要迅速。
2.紫菜若加蛋黃煮湯，會有腥味產生。
3.食用過多容易腹痛脹氣，喝白醋可消除之。

vegetable

★金針是活血補血、通乳的最佳食物，孕婦要多多食用。

涼拌金花

功效

1.可促進體內環保，使大小便順暢。

2.可改善長期乾咳。

3.有益於消除水腫，幫助下半身水腫輕鬆排水。

4.對腎功能有益，可幫助毛髮生長。

注意事項

醬汁調勻後不可事先淋在金針花上，否則會破壞功效，影響口感。

● 材料 INGREDIENTS

新鮮金針花110公克（3兩）

●● 調味 SAUCE

醬汁：糖1小匙、醬油2小匙、白醋3小匙、黑麻油4小匙、蔥薑蒜末各1/3小匙、花椒粉少許

●●● 做法 RECIPE

1 金針花放入滾水氽燙，取出瀝乾水份，放入盤中待涼。

2 將醬汁拌勻，待食用前淋上即可。

份量

每人1日2餐的份量
適合午、晚餐食用

價格

約25元

適用對象

12歲以上均可
連續食用1週
可改善體質

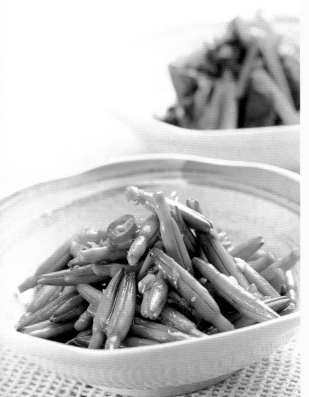

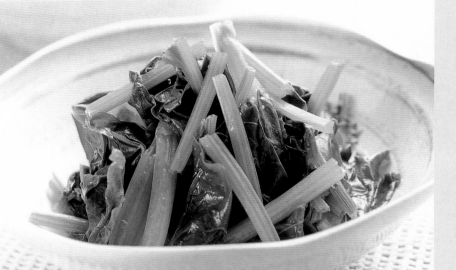

份量
每人1日2餐的份量
適合午、晚餐食用

價格
約10元

適用對象
12歲以上

vegetable

★高血壓、糖尿病、慢性便秘和痔瘡患者要多吃菠菜。

涼拌菠菜

● 材料 INGREDIENTS

菠菜150公克（4兩）

●● 調味 SAUCE

醬汁：糖1小匙、醬油2小匙、白醋3小匙、黑麻油4小
匙、蔥薑蒜末各1/3小匙、花椒粉少許

●●● 做法 RECIPE

1 菠菜洗淨燙熟後切段狀，鋪於盤中備用。

2 將醬汁拌勻，待食用前淋上即可。

功效

1.輔助大、小腸蠕動之功能。

2.防止鼻塞、身體發熱之現象。

3.可穩定高血壓。

4.增進腎上腺荷爾蒙分泌，長期食
用可抗老化。

注意事項

醬汁調勻後不可事先淋上，否則
不僅會出汁，更會破壞功效、影
響口感。

vegetable

★骨骼、牙齒發育中的青少年及幼兒，以及體質燥熱者，可多食用白菜。

涼拌白菜

材料 INGREDIENTS

小白菜150公克（4兩）

調味 SAUCE

醬汁：糖1小匙、醬油2小匙、白醋3小匙、黑麻油4小匙、蔥薑蒜末各1/3小匙、花椒粉1/4小匙

做法 RECIPE

1 小白菜洗淨切細絲，放入盤中。
2 將醬汁拌勻，待食用前淋上即可。

份量
每人1日2餐的份量適合午、晚餐食用

價格
約6元

適用對象
12歲以上
連續食用1週可改善
燥熱體質

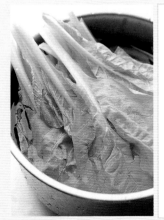

小白菜

含有豐富的維生素C與磷、鈉、鈣質，多食用小白菜可美化肌膚、增進骨骼和牙齒的發育，並有治療牙齦腫脹、出血等功能。若屬燥熱體質，時常感到口乾舌燥者，小白菜亦具有退火、生津消渴的作用。

食物魔法術

將小白菜榨成250c.c.的菜汁飲用，具解酒、醒酒之效。

功效

1.可促進體內環保，使大小便順暢。

2.可改善長期乾咳。

3.有益於消除水腫，幫助下半身水腫輕鬆排水。

注意事項

1.亦可使用山東白菜，山東白菜口感較甜，小白菜則功效較佳。

2.醬汁調勻後，不可事先淋上，否則不僅會出汁，還會破壞功效、影響口感。

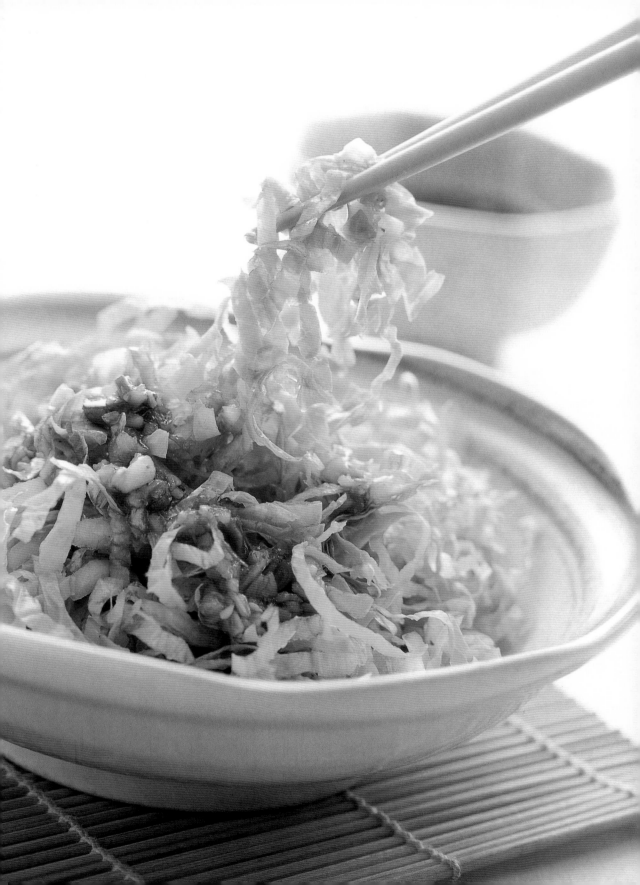

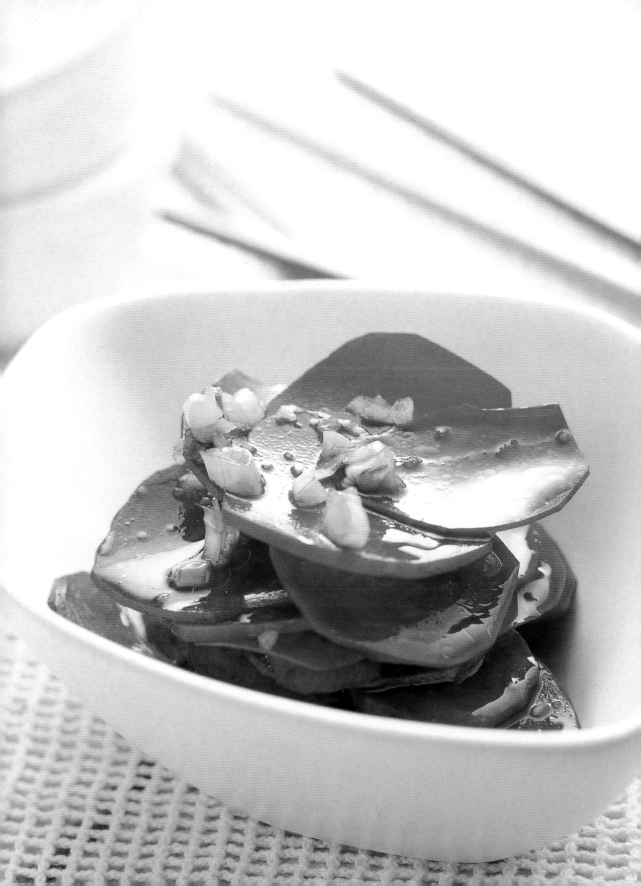

vegetable

★小甜菜可穩定情緒、改善便祕，很適合工作忙碌的上班族。

涼拌小甜菜

● 材料 INGREDIENTS

小甜菜150公克（4兩）

●● 調味 SAUCE

醬汁：糖1小匙、醬油2小匙、白醋3小匙、香油4小匙、蔥薑蒜末各1/3小匙、花椒粉少許

●●● 做法 RECIPE

1 小甜菜洗淨切薄片，鋪在盤中備用。
2 將醬汁拌勻，待食用前淋上即可。

份量
每人1日2餐的份量
適合午、晚餐食用

價格
約20元

適用對象
12歲以上

功效
1.解風熱毒。
2.有止血、幫助肌肉生長之功能。
3.有穩定情緒之功用，增進五臟之功能。

注意事項
1.小甜菜若是熟食，功效會變差。
2.腎功能不佳者，請避免食用，以免引發腳水腫。
3.醬汁調勻後，不可事先淋上，否則不僅會出汁，還會破壞功效、影響口感。

小甜菜
甜菜含維生素C、鐵、鉀、有機酸等營養素，有助於清除體內宿便，改善便祕問題。此外甜菜還含有豐富的纖維質、糖份，為提煉砂糖的主要作物之一。甜菜多產於歐洲、俄羅斯、日本等地，可向生機飲食店訂購。

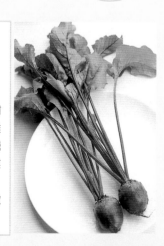

vegetable

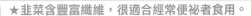★韭菜含豐富纖維，很適合經常便祕者食用。

韭菜炒大蔥

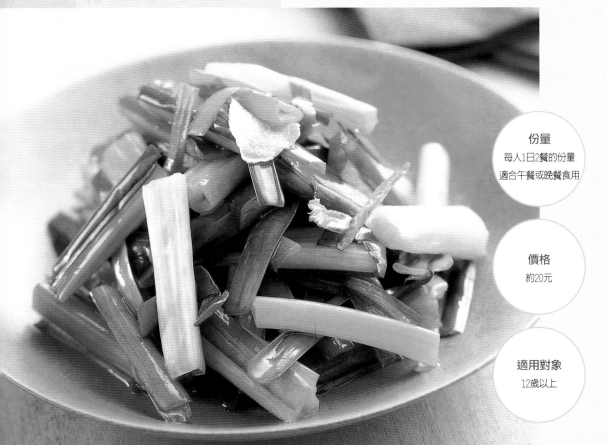

● 材料 INGREDIENTS

韭菜150公克（4兩）、大蔥150公克（4兩）

●● 調味 SAUCE

生薑片適量、鹽1/2小匙、糖1/4小匙、酒1小
匙、麻油少許

●●● 做法 RECIPE

1 將韭菜和大蔥洗淨後切段。

2 起油鍋爆香生薑片，加入鹽調味後，再將韭菜
和大蔥入鍋拌炒。

3 加入酒、糖拌炒調味，起鍋前灑少許麻油即可。

vegetable

功效

1.補陽散瘀。

2.助血行氣。

3.益胃助腎。

注意事項

1.韭菜較易上火，體質燥熱或患有胃
及十二脂腸潰瘍者，應避免多食。

2.韭菜忌與牛肉一起食用，容易致病
使氣血不順。

份量

每人1日2餐的份量
適合午餐或晚餐食用

價格

約20元

適用對象

12歲以上

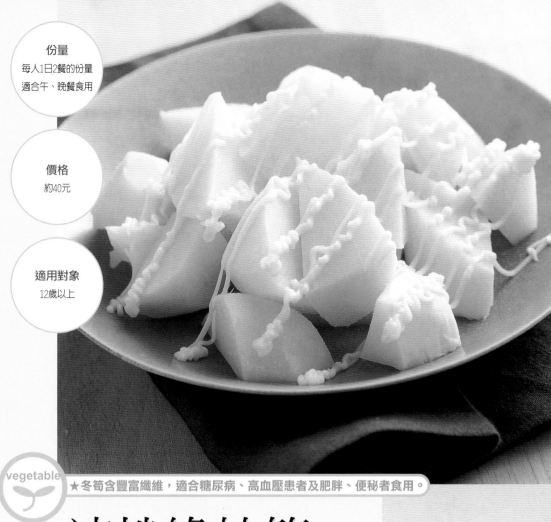

vegetable

★冬筍含豐富纖維，適合糖尿病、高血壓患者及肥胖、便秘者食用。

涼拌綠竹筍

● 材料 INGREDIENTS

綠竹筍1支（約半斤）

●● 調味 SAUCE

薄荷葉數片、鹽1小匙、水2,000c.c.、美乃滋適量

●●● 做法 RECIPE

1 綠竹筍整個剝殼洗淨，置入鍋內，加入水、薄荷葉及
鹽，以大火煮開。

2 轉小火煮約20分鐘取出，待涼後放入冰箱冷藏10分鐘，
取出切塊。

3 淋上美乃滋即可食用。

功效
可消除口乾舌燥、消炎爽胃

注意事項
1.不可與內臟一起烹調，切記尤其
不能與羊肝一起食用，恐有失明
之虞。
2.煮竹筍時，不可帶殼煮，否則煮
好的竹筍會變硬且帶有苦味。
3.食用過量會在臉上及背上長痘
瘡。

vegetable

★本道菜餚清爽開胃，適合炎炎夏日時作為前菜食用。

涼拌白玉

vegetable

功效

1.具利尿、可增強膀胱力量。

2.可消除下半身水腫，幫助排水。

●材料 INGREDIENTS

西瓜皮白肉部份 150公克（4兩）

●●調味 SAUCE

醬汁：糖1小匙、白醋2小匙、醬油3小匙、麻油3小匙、蔥薑蒜末各1/3小匙

●●●做法 RECIPE

1 將西瓜白色的部份取出，切絲後置於盤中。

2 將醬汁拌勻，待食用前淋上即可。

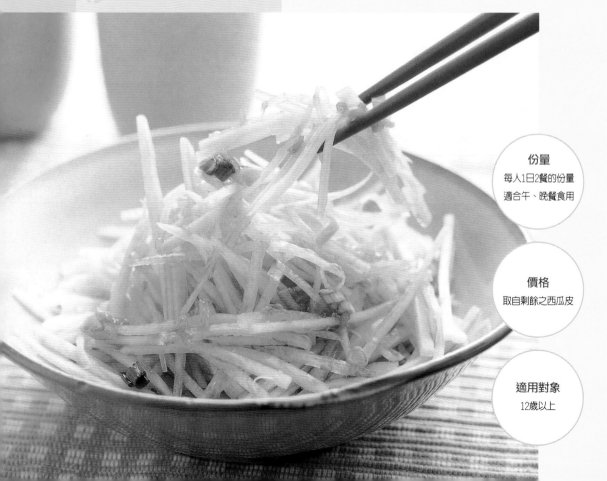

份量
每人1日2餐的份量
適合午、晚餐食用

價格
取自剩餘之西瓜皮

適用對象
12歲以上

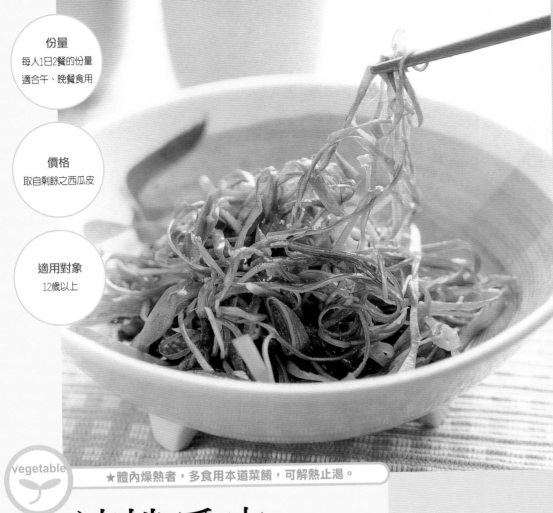

vegetable

★體內燥熱者，多食用本道菜餚，可解熱止渴。

涼拌瓜皮

● 材料 INGREDIENTS

小黃瓜外皮部份 150公克（4兩）

●● 調味 SAUCE

醬汁：糖1小匙、白醋2小匙、醬油2小匙、麻油2小匙、
白酒1小匙、花椒粉少許

●●● 做法 RECIPE

1 小黃瓜皮洗淨切絲後，曝曬在陽光下一整天，晚上則
　放置於室內通風處，隔日即可使用。

2 將曬乾的小黃瓜皮絲洗淨。

3 將醬汁拌勻，待食用前淋上即可。

功效

1.可利尿、增強膀胱力量。

2.可消除下半身水腫，幫助排水。

注意事項

1.小黃瓜外皮必須在日曬前就取
下，以免不易處理。

2.小黃瓜外皮部份愈薄，風味愈
佳。

★黃豆芽與綠豆芽清涼爽脆，亦可利尿解熱，很適合夏日開胃。

涼拌雙脆

● 材料 INGREDIENTS

黃豆芽菜150公克（4兩）、綠豆芽菜150公克（4兩）

●● 調味 SAUCE

醬汁：醬油2小匙、酒1/2小匙、糖1小匙、麻油1大匙、花椒粉1/4小匙、薑蒜末各1小匙

●●● 做法 RECIPE

1 先將所有豆芽菜去除頭尾，只留中段部份，洗淨瀝乾置於盤中。

2 將醬汁拌勻，待食用前淋上即可。

功效
具利尿、解熱之效

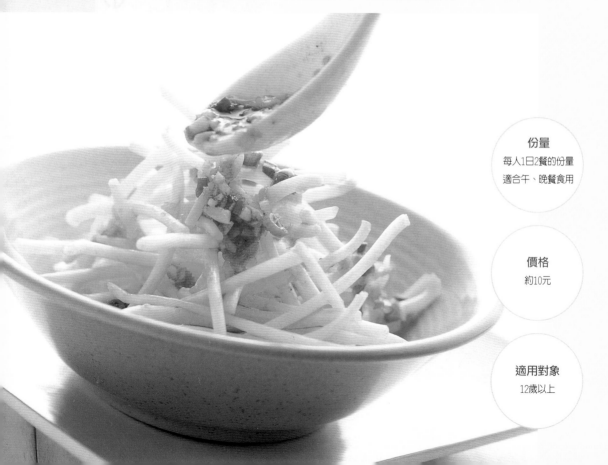

份量
每人1日2餐的份量
適合午、晚餐食用

價格
約10元

適用對象
12歲以上

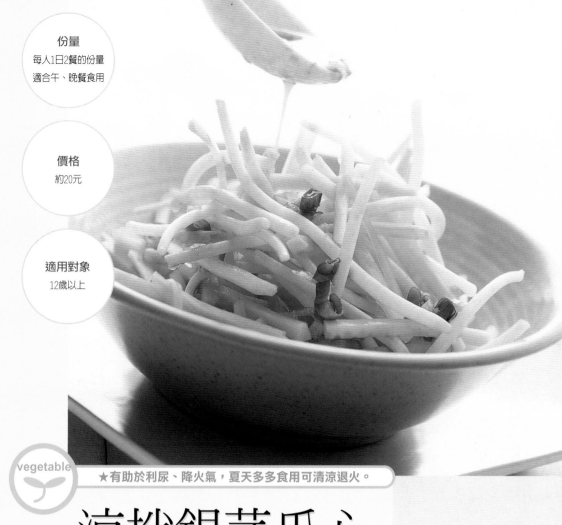

份量
每人1日2餐的份量
適合午、晚餐食用

價格
約20元

適用對象
12歲以上

vegetable

★有助於利尿、降火氣，夏天多多食用可清涼退火。

涼拌銀芽瓜心

● 材料 INGREDIENTS

小黃瓜300公克（半斤）、綠豆芽菜75公克（2兩）

●● 調味 SAUCE

醬汁：糖1/2小匙、白醋1小匙、醬油1.5小匙、麻油1小匙、
花椒粉少許

●●● 做法 RECIPE

1 先將豆芽菜去頭尾，只留中段銀芽部份，洗淨瀝乾備用。

2 將小黃瓜洗淨，取其中心部份切絲。

3 銀芽與小黃瓜絲混合拌勻，放入盤中。

4 將醬汁拌勻，待食用時再淋上即成。

功效
可利尿、降火氣

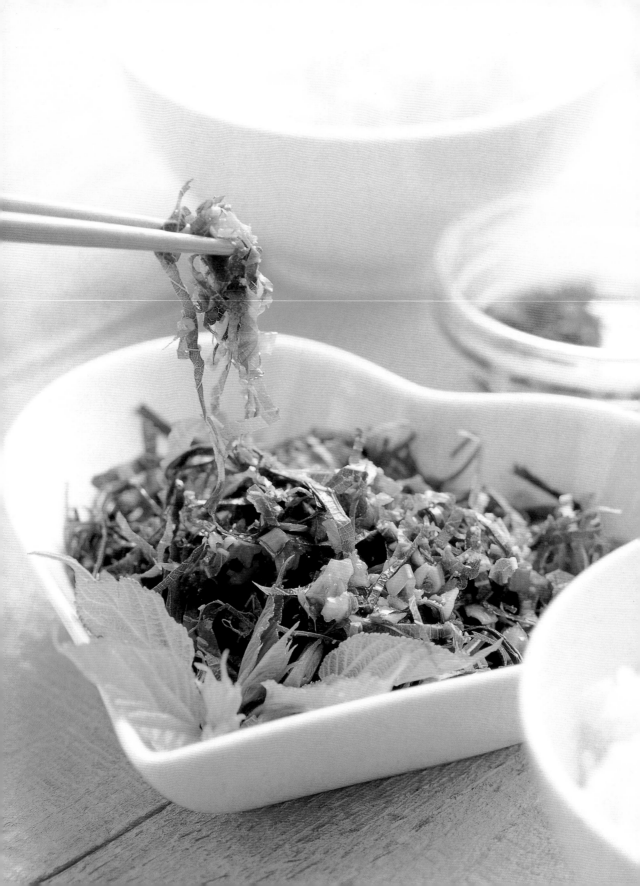

份量	價格	適用對象
每人1日2餐的份量 適合午、晚餐食用	約10元	12歲以上

vegetable

★桑葉具保健養生功效，尤其適合老年人，多食用可延年益壽。

涼拌桑葉

材料 INGREDIENTS

嫩桑葉150公克（4兩）

●● 調味 SAUCE

醬汁：糖1/2小匙、白醋1小匙、醬油1.5小匙、麻油1小匙、花椒粉少許、鹽1/4小匙

●●● 做法 RECIPE

1 嫩桑葉洗淨，瀝乾水份，切細絲，放入盤中備用。
2 將醬汁拌勻，待食用前淋上即可。

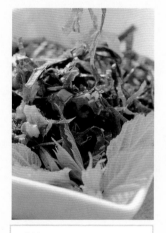

功效
1.利尿、消水腫。
2.穩定腦神經。

桑葉
桑葉除了直接食用有多種療效，將桑葉加水煎煮成桑葉茶，還具有消腫、美白、減肥等美容養顏的功效。因為桑葉除了利尿，還能更進一步排除細胞內積存的多餘水份，並清除血液中的膽固醇與脂肪。選購時以葉面完整，葉質厚脆為佳。

Vegetable

Meat

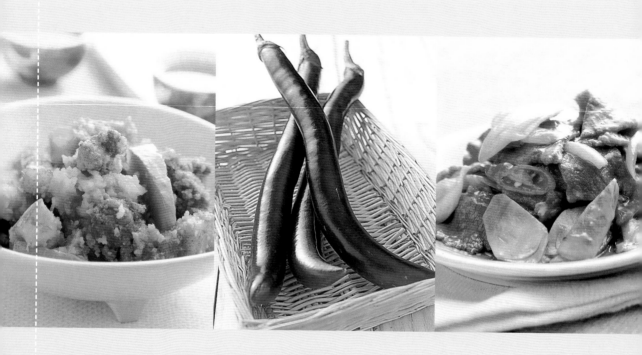

營養的補給，

少不了肉類蛋白質的演出。

19道簡化烹調手法的肉補食療，

為你留下滿分的健康與營養。

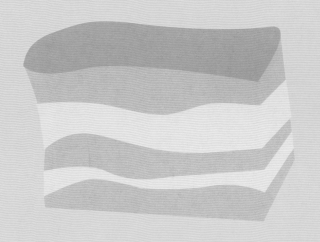

Meat

家常肉補

Meat

★香菜風味獨特，可增味開胃、補充血紅素，很適合貧血者食用。

香根牛肉

材料 INGREDIENTS
香菜300公克（半斤）、牛肉絲150公克（4兩）

●● 調味 SAUCE
蔥薑蒜末各1/3小匙、鹽1/2小匙、麻油1小匙

醃料：酒1小匙、醬油1小匙、太白粉1/2小匙

●●● 做法 RECIPE
1 香菜洗淨、切段備用。
2 牛肉絲用醃料拌勻，醃片刻備用。
3 起油鍋加入4大匙沙拉油，爆香蔥薑蒜末後撈除，放入牛肉絲快炒，至7分熟時加入鹽調味。
4 熄火後放入香菜及麻油，利用餘溫拌炒片刻起鍋即可。

香菜
又名「芫荽」，香味獨特，常用於去腥增鮮。香菜含揮發油物質，可增進食慾，幫助消化，適量食用可利尿、促進血液循環、治療感冒。

忌
若有口臭、狐臭、蛀牙以及皮膚疾病，多食香菜會使情況惡化。

食物魔法術
低血壓之患者，將香菜榨汁90c.c.，飲用後即使可血壓急速上升。

份量
每人1日2餐的份量
適合午、晚餐食用

價格
約60元

適用對象
12歲以上者

功效
1. 增進血紅素。
2. 潤脾臟、胰臟。

注意事項
1. 香菜拌炒時時間不要過長，否則香菜會急速縮小。
2. 血紅素低之患者，連續食用三天，效果奇佳。
3. 高血壓患者禁止食用本道食療。

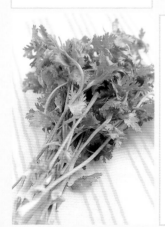

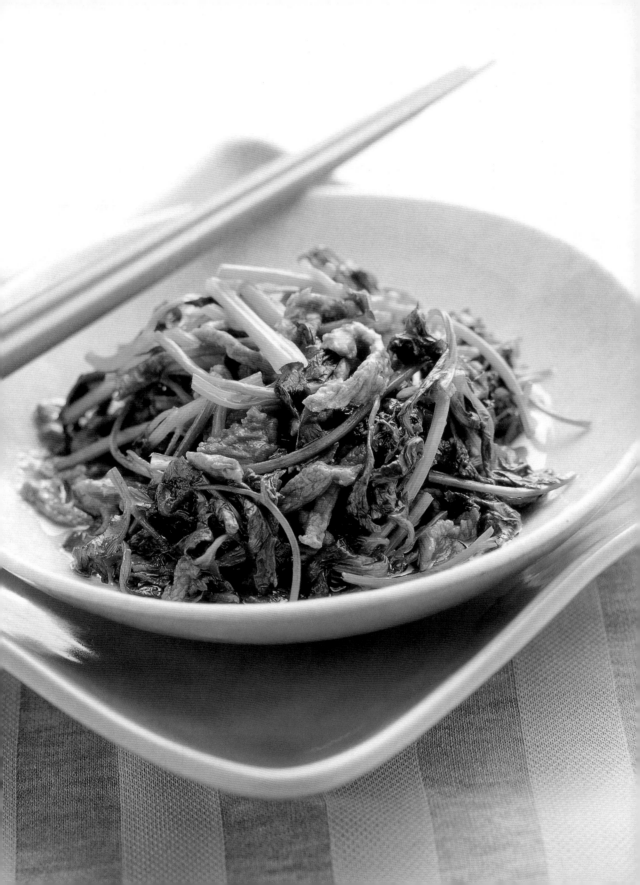

Meat

★牛肉含有豐富的維生素B1、B2及鐵質，可改善貧血、手腳冰冷。

牛肉白菜絲

● 材料 INGREDIENTS

小白菜180公克（5兩）、牛肉絲110公克（3兩）

●● 調味 SAUCE

醬汁：糖1小匙、白醋2小匙、醬油3小匙、黑麻油4小匙、蔥薑蒜末各1/3小匙

醃料：酒1大匙、太白粉1/2小匙

●●● 做法 RECIPE

1 小白菜洗淨，切細絲，放入盤中。

2 牛肉絲以醃料拌勻，入沸水汆燙至熟，撈起瀝乾水份後即可置於小白菜絲上。

3 將醬汁材料拌勻，待食用前淋上即可。

功效

1.促進體內環保，使大小便順暢。

2.可改善長期乾咳。

注意事項

1.本道食療不可用大白菜代替小白菜，否則將失去功效。

2.醬汁調勻後不可事先淋上，否則不僅會出汁，更會破壞功效、影響口感。

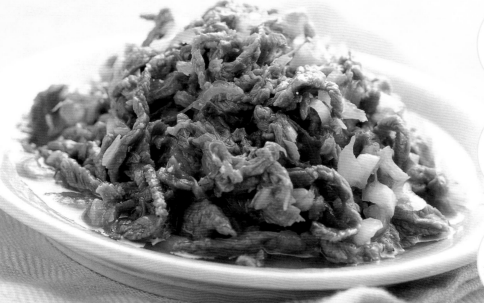

份量
每人1日2餐的份量
適合午、晚餐食用

價格
約50元

適用對象
12歲以上者均可食用

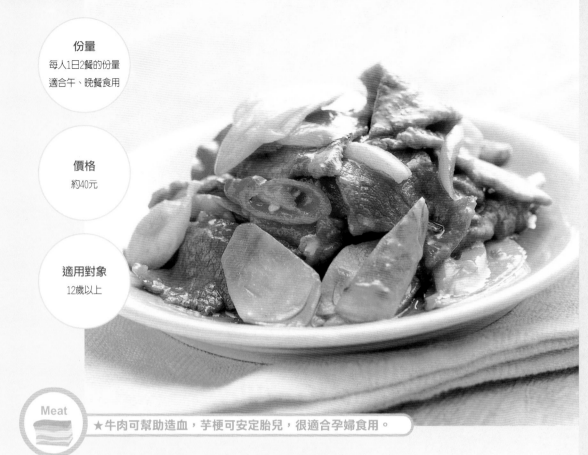

Meat

★牛肉可幫助造血，芋梗可安定胎兒，很適合孕婦食用。

牛肉炒芋梗

● 材料 INGREDIENTS

芋頭莖150公克（4兩）、牛肉75公克（2兩）

●● 調味 SAUCE

蔥薑蒜末各1/3小匙、水1碗、糖1小匙、白醋2小匙、醬油3
小匙、香油2小匙、辣椒適量

醃料：酒1大匙、太白粉1/2小匙、胡椒粉1/4小匙

●●● 做法 RECIPE

1 牛肉切片，以醃料醃片刻備用。

2 芋頭莖洗淨去皮，切片備用。

3 起油鍋加入5大匙油，將牛肉片過油，約3分熟時撈起。

4 油鍋中留3大匙油，炒香蔥薑蒜末，再放入芋梗片拌炒，
   加水燜透。

5 最後將牛肉片及其餘調味料加入拌勻即可。

芋頭莖（芋梗）
乃是芋頭的葉柄部分，俗稱
「芋橫、芋荷」，煮後口感滑黏
柔嫩，可當作蔬菜炒食或製成
「芋橫粿」，具有獨特風味。

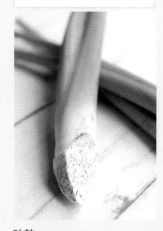

功效
可使孕婦胎兒安定，袪除孕婦心
情煩躁之症狀。

Meat

★南瓜含有豐富的β胡蘿蔔素及維生素C，是最佳的防癌食品。

南瓜蒸肉

功效

補中益氣

注意事項

1.南瓜可加蜂蜜煎熟，作為點心食用。

2.本道食療若食用過多，易引發腳氣病及黃疸。

3.不可與羊肉同時烹調食用，會使氣淤滯不通。

● 材料 INGREDIENTS

南瓜150公克（4兩）、五花肉75公克（2兩）

●● 調味 S A U C E

蒸肉粉1盒

醃料：酒1小匙、醬油2小匙、蔥蒜末各1/2小匙

●●● 做法 R E C I P E

1 五花肉切成塊狀，放入醃料中拌勻醃30分鐘。

2 將南瓜切成與五花肉相同大小的塊狀備用。

3 取出醃好的五花肉，一一裹上蒸肉粉，將肉塊與南瓜塊一起放進容器中，混合均勻。

4 放入電鍋蒸，外鍋放入1碗水，重覆蒸2次即可。

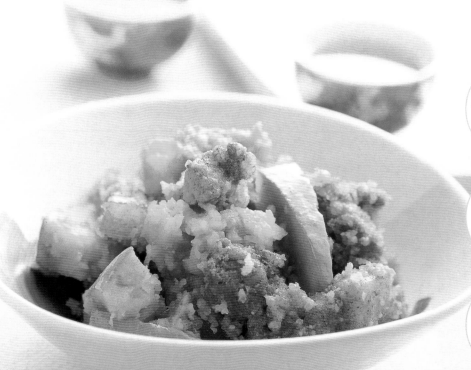

份量

每人1日2餐的份量，適合午、晚餐食用

價格

約40元

適用對象

12歲以上

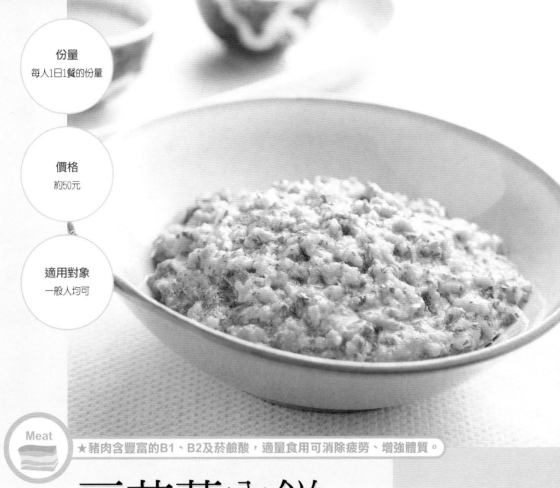

Meat

★豬肉含豐富的B1、B2及菸鹼酸,適量食用可消除疲勞、增強體質。

豆苗蒸肉餅

● 材料 INGREDIENTS

大豆苗150公克(4兩)、里肌肉110公克(3兩)、土司麵包1.5片、大蔥1根

●● 調味 SAUCE

糖1/4小匙、鹽1/2小匙、酒1大匙、香油適量、太白粉1小匙、胡椒粉1/4小匙

●●● 做法 RECIPE

1 大豆苗及大蔥洗淨後瀝乾水份,土司去邊備用。

2 大豆苗、里肌肉、土司麵包及大蔥一起剁碎,呈碎末狀。

3 加入調味料攪拌均勻,置於餐盤中。

4 將蒸籠準備好,待水滾後,將餐盤放入以大火蒸7〜8分鐘即可取出。

功效

1.可治腹瀉,成效良好。

2.小便有血絲、血崩者,食用後可改善。

注意事項

1.豬肉必須熟食,否則容易致病。

2.亦可作為餃子、餛飩、包子、春捲之內餡。

3.不可加入藥材一起烹調,否則會影響療效。

4.不可以煎、炸等方式烹調,因葉綠素加熱破壞後,會失去療效。

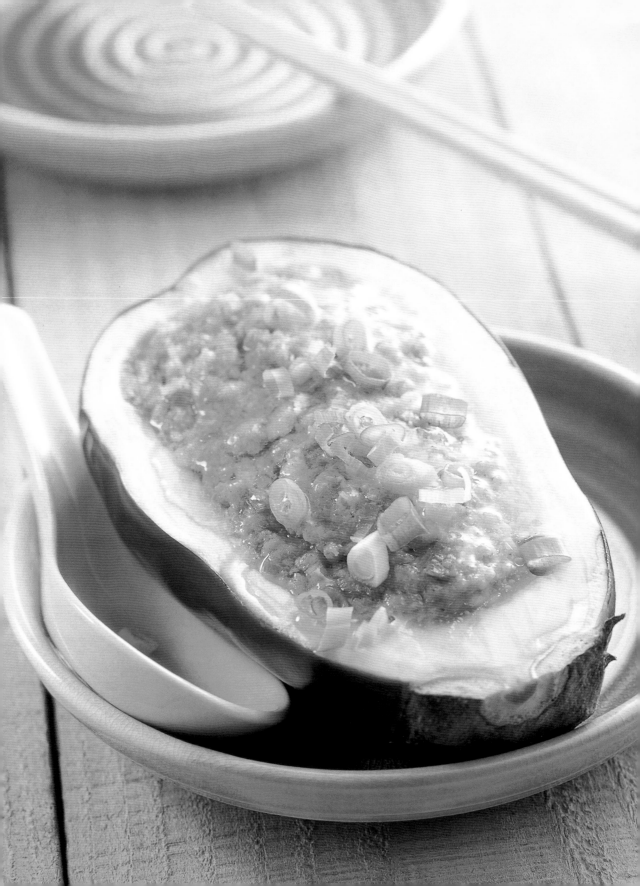

Meat

★茄子可強化微血管彈性,適合經常皮下出血者食用。

紫茄鑲肉

材料 INGREDIENTS

日本茄子1個(約6兩)、豬絞肉225公克(6兩)

調味 SAUCE

調味:糖1/4小匙、鹽1/3小匙、酒1小匙、醬油1
小匙、太白粉2小匙、麻油3小匙、白胡椒粉1/3
小匙、蔥薑末及蒜泥各1/3小匙

芡汁:太白粉1/2小匙、麻油1小匙

裝飾:蔥花、香菜末少許

做法 RECIPE

1 茄子洗淨,縱切兩半,挖出茄肉。

2 將取出的茄肉與豬絞肉一起混和剁碎,加入調
味料拌勻,再將肉餡填回茄子中,置於盤中。

3 準備蒸籠,待水滾即將盤子放入,以大火蒸15
分鐘後取出。

4 蒸出的湯汁,以太白粉水勾薄芡,淋在茄子
上,並滴少許麻油、撒上蔥花和香菜末即成。

功效
可袪五勞,恢復體力。

注意事項
1.食用過量容易引發體內毒
素腫瘡,體質虛弱,皮膚有
腫瘡者不宜食用太多。
2.大腸蠕動較快者,不可食
用太多,否則加速排便。

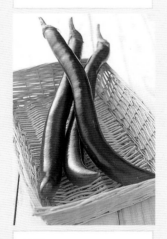

茄子
茄子有圓形、長形及橢圓形,
煮熟後會變軟,若與肉類一起
烹煮,可增加鮮美風味。茄子
含有豐富的維生素B、E、P等
營養素,可強化血管彈性、防
止微血管破裂,還可加速傷口
癒合、預防壞血病、降低血膽
固醇濃度。

食物魔法術
口角炎患者,將茄子蒂鍛燒成
灰塗抹於患部,可獲得改善。

份量
每人1日1餐的份量
適合於晚餐食用

價格
約40元

適用對象
12歲以上

★冬瓜含豐富維生素C，具清涼退火、利尿、美白等功效，適合夏天食用。

冬瓜炒肉末

功效

1.清熱利水，可促進體內環保，使大小便順暢。

2.可改善長期乾咳。

3.有益於消除水腫，幫助下半身水腫輕鬆排水。

注意事項

1.冬瓜不可放置於糯米旁，容易加速其腐壞速度。

2.9月以後出產之冬瓜，食後容易導致腹瀉及反胃，因此建議9月以後盡量不要食用冬瓜。

● 材料 INGREDIENTS

冬瓜225公克（6兩）、豬絞肉35公克（1兩）、金鉤蝦米約10公克

●● 調味 SAUCE

沙拉油1/3碗、鹽1/3小匙、蒜末1/2小匙

醃料：酒1小匙、胡椒粉少許、太白粉1/2小匙

●●● 做法 RECIPE

1 冬瓜洗淨、切丁（約1公分之厚度）備用，蝦仁洗淨瀝乾水份。

2 將肉末與醃料一起拌勻。

3 起油鍋，將蝦米及蒜末放入鍋中爆香後，再放入肉末炒熟。

4 加入冬瓜丁及鹽拌炒，至冬瓜呈透明狀即可。

份量

每人1日2餐的份量

適合午、晚餐食用

價格

約20元

適用對象

12歲以上

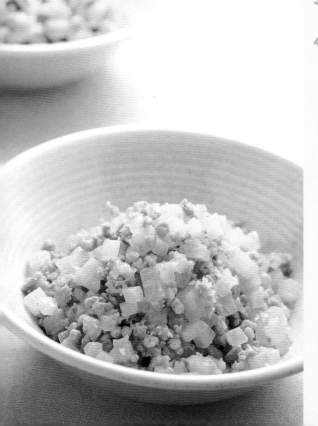

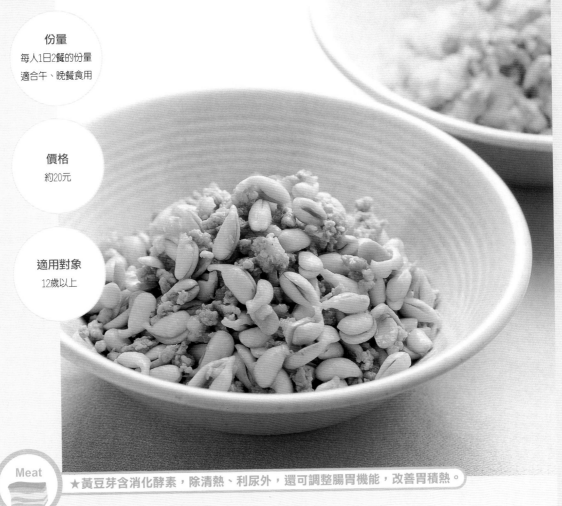

Meat

★黃豆芽含消化酵素，除清熱、利尿外，還可調整腸胃機能，改善胃積熱。

黃芽豬肉末

● 材料 INGREDIENTS

黃豆芽300公克（半斤）、豬絞肉或牛絞肉75公克（2兩）

●● 調味 SAUCE

醬汁：醬油2小匙、酒1/2小匙、糖1小匙、麻油1小匙、花椒粉1/4小匙、薑蒜末各2小匙

●●● 做法 RECIPE

1 黃豆芽洗淨，入滾水汆燙後撈起瀝乾備用。

2 將絞肉置於漏杓中，汆燙後撈起瀝乾，加入黃豆芽拌勻，置於餐盤中。

3 將醬汁拌勻，待食用前淋上拌勻即可。

功效
利尿、解熱

注意事項
可添加蔥末、九層塔或香菜，增加香氣。

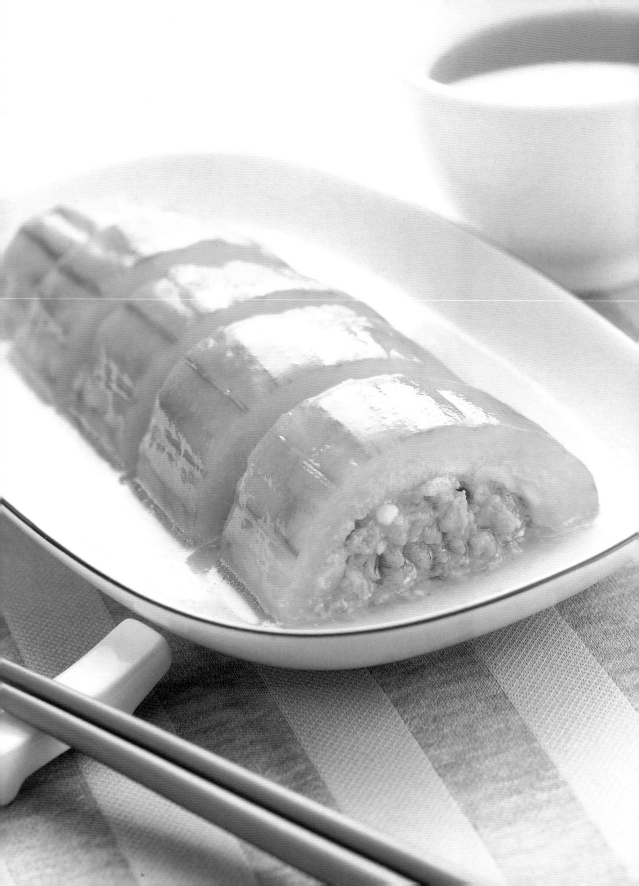

份量
每人1日2餐的份量
適合午、晚餐食用

價格
約30元

適用對象
12歲以上

Meat

★絲瓜可生津利尿，經常食用可改善口乾舌燥、便祕。

翠綠玉鐲

材料 INGREDIENTS

絲瓜1/2個（約6兩）、牛絞肉75公克（2兩）

調味 SAUCE

酒1小匙、醬油1小匙、香油1小匙、太白粉1小匙、蔥蒜末各
1/3小匙、糖1/2小匙、黑胡椒粉少許

外沾：太白粉少許

做法 RECIPE

1 絲瓜縱切成兩半，將絲瓜中心約1/3部份的瓜肉挖出。
2 將挖出的瓜肉剁碎，與牛絞肉、調味料一起拌勻即為內餡。
3 內餡填回絲瓜中塞緊，在封口表面抹上薄薄的一層太白
  粉，並將封口朝下倒扣於碗中。
4 將絲瓜放入電鍋中蒸熟，外鍋放入1碗水，蒸好後即取出，
  將絲瓜切段排盤，最後淋上蒸出的原汁即可。

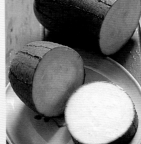

絲瓜
絲瓜口味清淡，含有維生
素C、蛋白質、鈣等營養
素，具祛除煩燥、生津利
尿、止咳化痰的功效，很
適合胃腸燥熱者食用。

食物魔法術
將絲瓜藤切開收集分泌出
來的絲瓜水，又稱絲瓜
露，是為天然的化妝水。

功效
1.祛熱通腸，涼血、解毒。
2.通經絡、行血脈。
3.祛風化痰，利大小便、下血。
4.暖胃補陽。

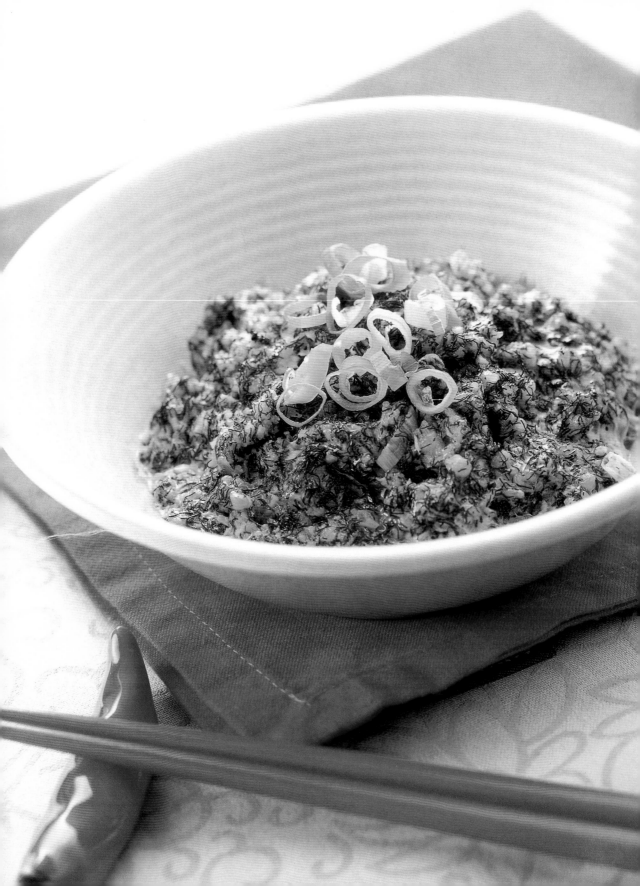

Meat

★髮菜可幫助消化、降血壓，飲食油膩或肥胖者應多食用。

髮菜蒸肉

● 材料 INGREDIENTS

髮菜75公克（2兩）、豬絞肉110公克（3兩）

●● 調味 SAUCE

醬油1小匙、酒1小匙、糖1/3小匙、鹽1/3小匙、麻油1小匙、太白粉1小匙、胡椒粉1/3小匙、蔥薑蒜末各1/3小匙

●●● 做法 RECIPE

1 髮菜洗淨剁碎，與豬絞肉一起置於容器中攪拌均勻，移至餐盤中。

2 準備蒸籠，待水滾後，將餐盤放入，以大火蒸約8分鐘，取出即可食用。

份量
每人1日2餐的份量
適合午、晚餐食用

價格
約100元

適用對象
12歲以上

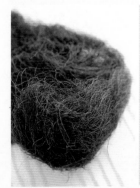

髮菜

髮菜是一種生長在乾燥草原的藻類，因為外形類似頭髮而得名。髮菜含有20%的蛋白質以及多種維生素，營養價值很高，多食用可幫助消化、去油解膩、降血壓，還可幫助傷口癒合，因其與「發財」同音，是為年節喜宴中極受歡迎的食材之一。

功效
1.清熱軟堅，可軟化體內硬塊。
2.利尿，消除腳水腫。

注意事項
隔餐加熱易使油質劣變，應避免。

份量
每人1日2餐的份量
適合午、晚餐食用

價格
約30元

適用對象
12歲以上

Meat

★本道菜餚含豐富的蛋白質與鐵質，尤其適合老年人及貧血者食用。

瑪瑙鑲肉

● 材料 INGREDIENTS

豬血110公克（3兩）、里肌肉末110公克（3兩）

●● 調味 SAUCE

糖1小匙

●●● 做法 RECIPE

1 豬血洗淨後切成方塊狀，並用湯匙在中央挖一個凹洞。

2 將挖出之豬血剁碎，並與肉末、糖拌勻後，鑲回豬血凹洞中，置於餐盤上。

3 餐盤放入鍋中，以大火蒸約12分鐘，取出即可食用。

豬血
豬血又稱為「液態肉」，含有蛋白質、多種礦物質等營養素，可防止動脈硬化、增強免疫力、抗衰老，很適合老年人食用。其中所含的高量鐵質，很容易被人體所吸收，可有效防止與治療貧血。

功效
對肺功能之疾病（肺癌）有改善之功效

注意事項
1.肉末調味時除了糖以外，不可再添加其他調味品。

2.蒸後的湯汁不可淋回成品上，否則會使療效不佳。

3.本道食療所使用之肉末，必須使用不含油脂的瘦肉或雞胸肉來烹調，否則會破壞其功效。

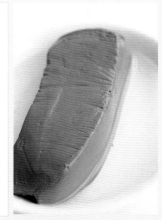

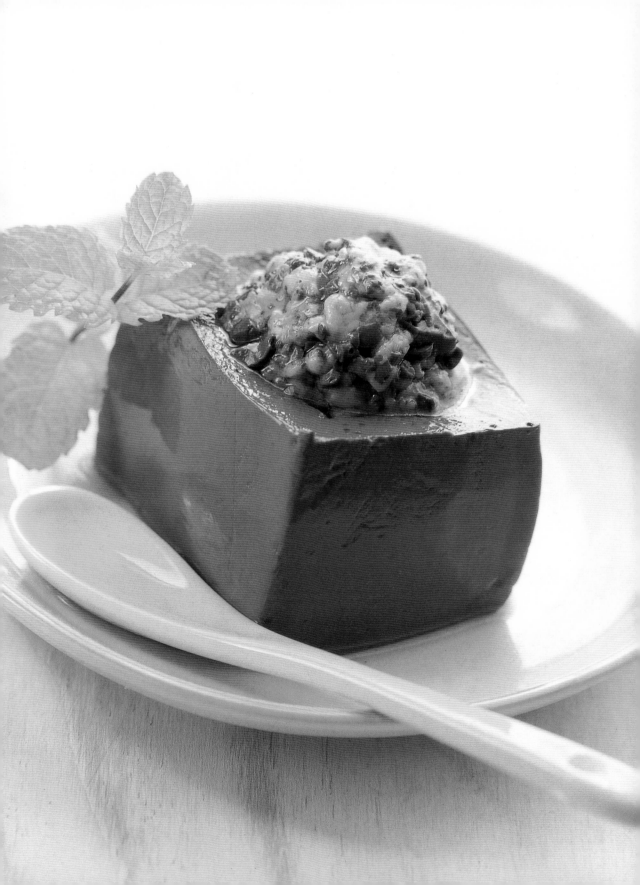

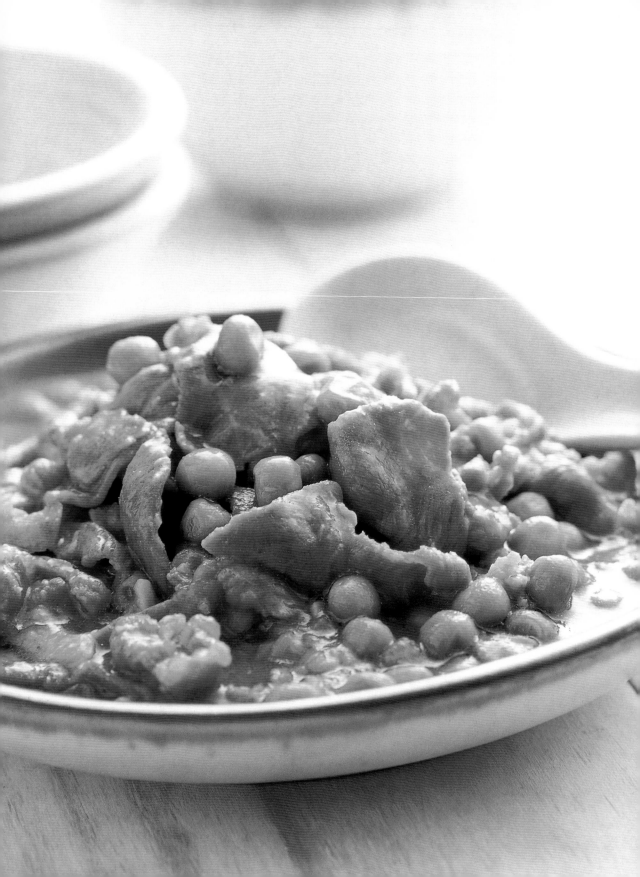

★羊肉和豌豆均含有多種的必需氨基酸，多食用可增強人體免疫功能。

豌豆羊肉

材料 INGREDIENTS

豌豆1/2碗、羊肉150公克（4兩）

●● 調味 SAUCE

薑末1小匙、水1碗、糖1小匙、酒2小匙、麻油2小匙、鹽1/3小匙
醃料：酒2小匙、麻油2小匙、太白粉與胡椒粉各少許

●●● 做法 RECIPE

1 豌豆洗淨瀝乾備用。
2 羊肉切片，入滾水汆燙後撈起瀝乾，加入醃料拌勻醃片刻。
3 起油鍋，加入3大匙沙拉油爆香薑末，放入羊肉拌炒片刻，再將豌豆、水及其餘調味料一起入鍋以大火煮開。
4 湯汁滾沸後改小火燜10分鐘，熄火取出即可。

功效
1.祛寒、止渴。
2.止瀉、止吐。
3.孕婦食用可增加乳汁。

注意事項
本道食療趁熱食用效果最好，冷後食用則效果減半。

豌豆
營養價值高，含豐富蛋白質、多種必需氨基酸以及磷、鐵、鈣等礦物質，經常食用豌豆可幫助體內代謝，有助於美容養顏，增強人體免疫力，促進骨骼和腦部發育，提高性功能。

忌
豌豆仁一次不可食用過量，否則容易產生腹部脹氣。

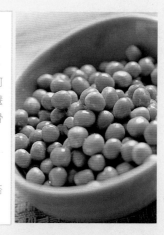

Meat

★本道食療可滋補養身，經常食用對改善婦女的手腳冰冷特別有效。

紅蘿蔔燉羊肉

● 材料　INGREDIENTS

紅蘿蔔300公克（半斤）、羊肉180公克（5兩）

●● 調味　SAUCE

水1,200c.c.、酒3小匙、蔥薑蒜末各1小匙、糖與鹽各適量、麻油1/2小匙

●●● 做法　RECIPE

1 紅蘿蔔與羊肉洗淨瀝乾，並將紅蘿蔔及羊肉切塊備用。

2 將羊肉入滾水汆燙，撈起瀝乾。

3 起油鍋，放入5大匙沙拉油，將羊肉放入大火快炒至顏色轉白。

4 將紅蘿蔔、水及其他調味料（除麻油外），一起放入鍋內以大火煮開。

5 改小火煮約1小時後熄火，加入麻油即可起鍋。

功效

1.補虛勞、益氣血，長期食用可補中益氣，亦可改善女性生理問題、預防手腳冰冷。
2.幫助消化、止咳。

注意事項

1.本道食療不可加入冬粉一起食用，會破壞原有之功效。
2.烹調時不可加入酸性食物，亦會破壞其功效。

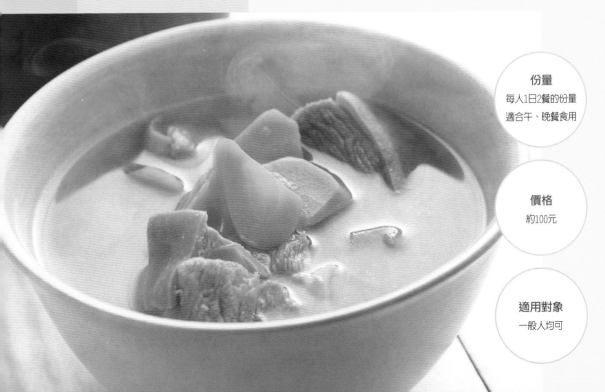

份量
每人1日2餐的份量
適合午、晚餐食用

價格
約100元

適用對象
一般人均可

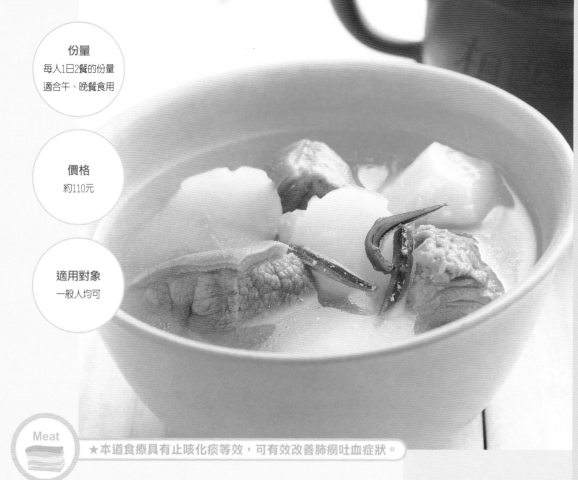

份量
每人1日2餐的份量
適合午、晚餐食用

價格
約110元

適用對象
一般人均可

Meat
★本道食療具有止咳化痰等效，可有效改善肺癆吐血症狀。

白蘿蔔燉羊肉

● 材料 INGREDIENTS

白蘿蔔約600公克（1斤）、羊肉150公克（4兩）、梅花肉150公克（4兩）、小魚乾75公克（2兩）

●● 調味 SAUCE

酒3小匙、蔥薑蒜末各2小匙、水1,500c.c.、鹽1小匙

●●● 做法 RECIPE

1 白蘿蔔、羊肉、小魚乾及梅花肉洗淨瀝乾。

2 將白蘿蔔、羊肉及梅花肉切成塊狀，並放入滾水汆燙。

3 起油鍋，放入1/3碗沙拉油，先將蔥薑蒜末各1小匙爆香，再放入羊肉、梅花肉大火快炒至5分熟。

4 將白蘿蔔、小魚乾、水及其餘調味料（除麻油之外），一起放入鍋內以大火煮開，轉中火煮約1小時即可。

功效
1.止咳化痰，對肺癆吐血者食用效果極佳。
2.可消除囤積脂肪，幫助嫩白皮膚。
3.預防手腳冰冷。

注意事項
1.本道食療需趁熱食用，效果最佳。
2.小魚乾可改用鯽魚烹調，功效相同。

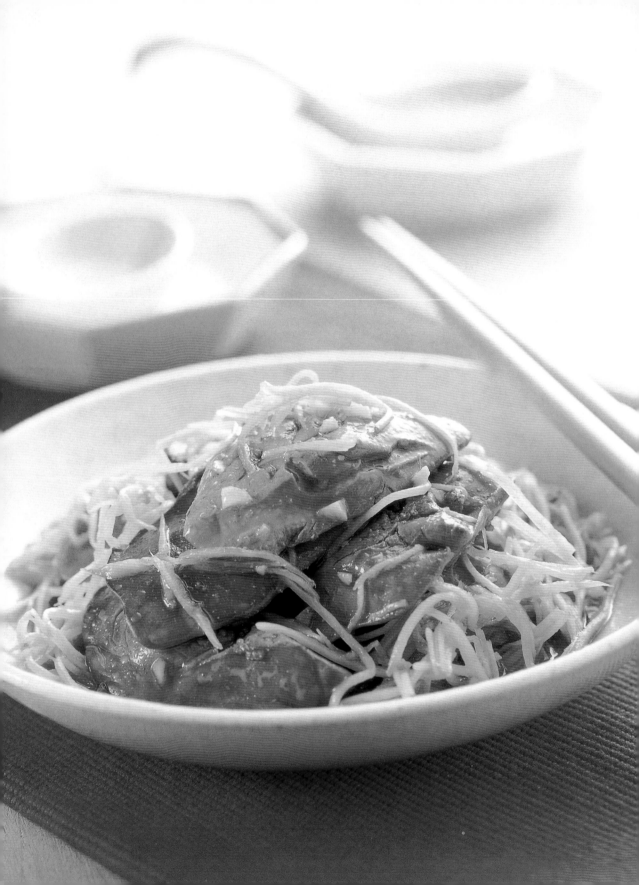

Meat

★薑可治療感冒、提振食慾、改善腰酸，適合忙碌疲勞的上班族食用。

薑絲鵝肝

●材料 INGREDIENTS

嫩薑225公克（6兩）、鵝肝150公克（4兩）

●●調味 SAUCE

黑麻油4大匙、糖1小匙、白醋2小匙、醬
油3小匙、酒2小匙、蒜頭3顆、鹽1/3小匙

●●●做法 RECIPE

1 嫩薑切成細絲，入清水中浸泡，可防止
變色並去除辛辣味。
2 將鵝肝切片，入滾水汆燙，去除腥味。
3 用黑麻油起油鍋爆香蒜頭，放入薑絲拌
炒片刻，放入鵝肝及其餘調味料燜炒至
熟即成。

份量
每人1日2餐的份量
適合午、晚餐食用

價格
約40元

適用對象
一般人均可食用

嫩薑

嫩薑味道不如老薑辛辣，可去
腥或作為湯品調味、配料或醮
醬之用。其含有揮發油及薑辣
素，食用後可幫助排汗、促進
血液循環、治療感冒；經常食
用可幫助消化，降低血膽固
醇，若事先飲用薑汁，還能有
效防止暈車嘔吐。

忌

嫩薑腐爛後會產生導致肝中毒的
黃樟素，即使少量也不可食用。

食物魔法術

1.將薑汁塗抹於腋下，可袪除
狐臭。
2.牙齒疼痛時，可塗抹老薑汁
止痛。

功效
1.可強化肝腎功能，防止腰痠、疲倦。
2.增進食欲。
3.長期食用可袪除身體及女性生理期異
味，並預防感冒，不易頭痛鼻塞。

注意事項
1.嫩薑絲不可食用過量，否則會容易長
腫瘤。
2.本道食療隔餐食用時不可加熱，以免
破壞原有功效。

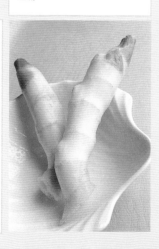

★雞肉可增強體力，芹菜則可穩定高血壓、抗老化，老年人應多食用。

芹菜拌雞絲

● 材料 INGREDIENTS

芹菜150公克（4兩）、雞胸肉110公克（3兩）

●● 調味 SAUCE

醬汁：糖1小匙、白醋2小匙、醬油3小匙、香油1小匙、辣椒末適量（可視情況添加）

●●● 做法 RECIPE

1 芹菜洗淨瀝乾後切成細長絲狀，鋪於盤中備用。
2 雞胸肉入滾水中汆燙，撈起瀝乾後放涼剝成細絲，鋪在芹菜絲上。
3 將醬汁調勻，待食用前淋上即可。

功效
1.可促進大、小腸之蠕動功能。
2.可治療鼻塞、身體發熱之現象。
3.有穩定高血壓之功用。
4.增進腎上腺荷爾蒙分泌，長期食用可抗老化。

注意事項
1.芹菜若是熟食則功效變差。
2.醬汁調勻後不可事先淋上，否則不僅會出汁，還會破壞功效、影響口感。

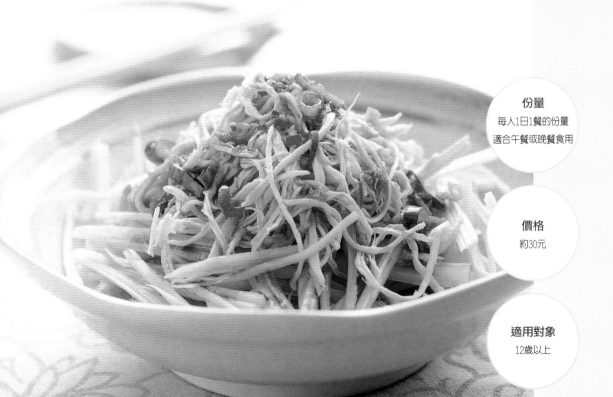

份量
每人1日1餐的份量
適合午餐或晚餐食用

價格
約30元

適用對象
12歲以上

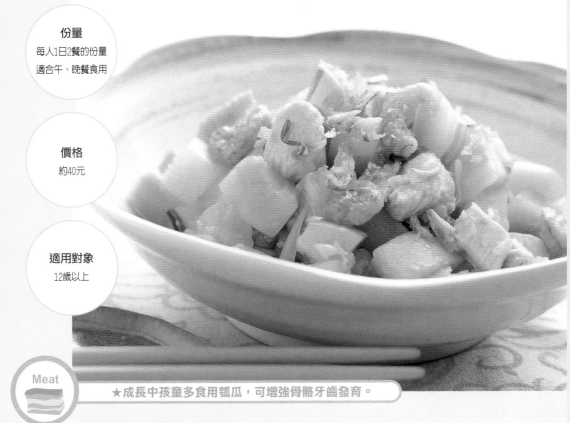

份量
每人1日2餐的份量
適合午、晚餐食用

價格
約40元

適用對象
12歲以上

Meat

★成長中孩童多食用瓠瓜，可增強骨骼牙齒發育。

瓠瓜雞肉丁

● 材料 I N G R E D I E N T S

瓠瓜300公克（半斤）、去皮雞胸肉150公克（4兩）

●● 調味 S A U C E

糖1/2小匙、鹽1/3小匙、醬油1/3小匙、蔥薑蒜末各1/3小
匙、紅蔥頭5顆、香油數滴
醃料：酒1小匙、香油1小匙、水2大匙、太白粉1小匙、胡
椒粉少許

●●● 做法 R E C I P E

1 瓠瓜洗淨切成大丁，雞胸肉切小丁，紅蔥頭剁碎。

2 將雞肉丁加入醃料拌勻醃片刻。

3 起油鍋，加入4大匙沙拉油，雞肉丁入鍋快炒，至8分熟
時撈出。

4 放入瓠瓜丁炒至透明，將雞肉丁及其餘調味料（香油除
外）、紅蔥頭末放入鍋中快炒，起鍋前滴上香油即可。

功效
1.促進小腸蠕動，增強排便功能。
2.滋潤心肺、祛除煩躁。

Meat

★百合對於肺功能有極佳的滋補功效，多食用可治療肺部疾病。

百合燉雞

● 材料 INGREDIENTS

乾百合1/2碗、去皮雞腿1隻

●● 調味 SAUCE

薑片4～5片、鹽適量、枸杞1小匙、長
黑棗5顆、水1,000c.c.

●●● 做法 RECIPE

1 百合洗淨泡水，待泡發後取出備用。

2 雞腿切塊汆燙後，與百合以及調味料
  一起置入容器，放入電鍋蒸，外鍋放
  入1碗水，重覆蒸3次。

3 蒸熟即可取出食用，或將雞腿撈起涼
  拌食用。

份量
每人1日2餐的份量
適合午、晚餐食用

價格
約60元

適用對象
12歲以上

功效
1.消除身體腫脹、改善腳氣
病。
2.可潤肺寧心，化痰止咳。
3.長期食用可抗老化。

注意事項
可用新鮮百合來烹調，功效相
同。

乾百合
乾百合是由新鮮百合的地下鱗
莖曬乾製成的，味道甘而微
苦，其含有豐富的蛋白質、
磷、鐵等多種維生素，可止咳
化痰、鎮靜神經，是為極佳的
補肺聖品，平時多食還可補中
益氣，保健強身；可到中藥行
或南北貨行購買。

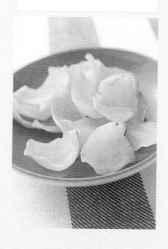

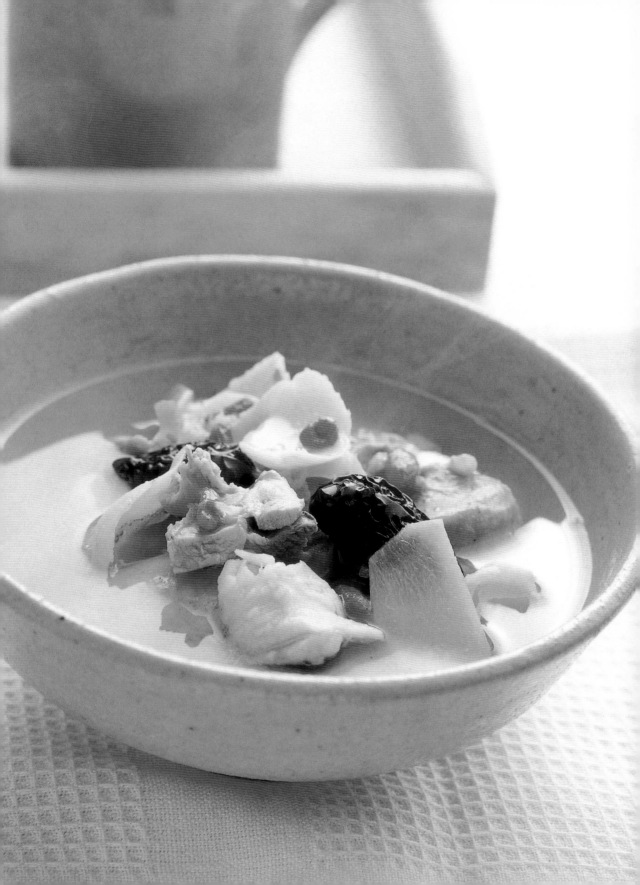

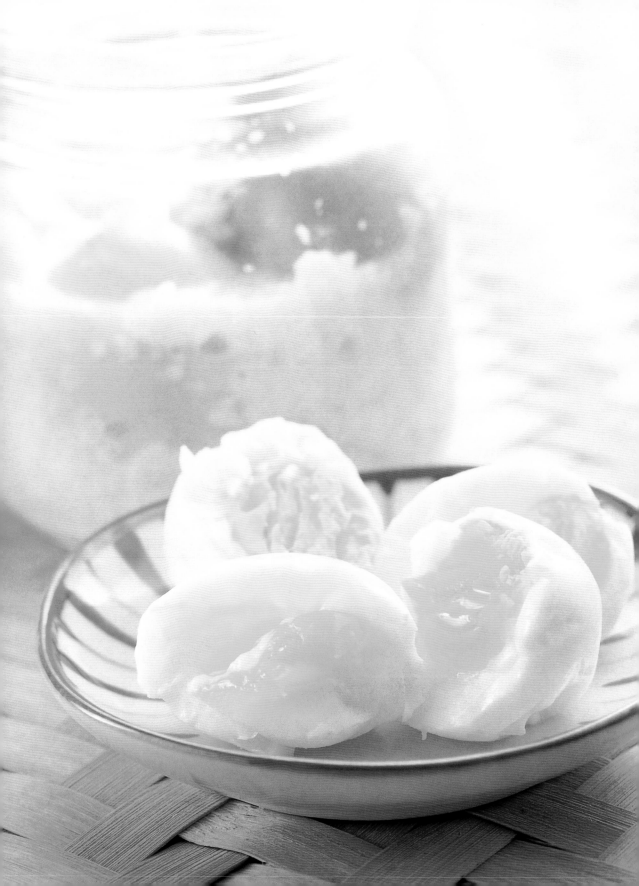

功效

1.加強腎功能，可幫助排水，消除腳水腫。

2.可改善膀胱無力、小兒夜尿及婦女手腳冰冷。

3.產後坐月子每天食用1顆沼蛋，可強健補身。

注意事項

1.每天早上6～8點時食用，效果極佳。

2.煮蛋時要帶殼煮，且不可加任何酌料。

3.不可將生蛋攪拌，或以煎、炒、炸、蒸等其他
方式烹調，會失去原有功效。

Meat

★本道食療極為營養滋補亦可消水腫，是坐月子婦女的最佳補身食品。

沼蛋

● 材料 INGREDIENTS

雞蛋3～7顆

●● 調味 SAUCE

純米酒適量、甜酒釀適量（以能醃浸過雞蛋高
度為準）

●●● 做法 RECIPE

1 蛋先以清水洗淨，擦乾附著於表面的水份。

2 將整顆蛋浸入純米酒，並立即取出。

3 將蛋放入甜酒釀中浸泡，約泡3～7天後取
出（不可超過7天），再用清水煮熟即成。

份量
每日食用1顆

價格
約50元

適用對象
6歲以上

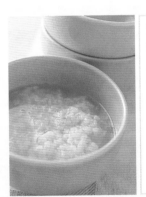

酒釀

酒釀乃是將白糯米加
入酒麴後發酵製成的
食品，又稱甜酒釀，
性溫熱，可滋補養
身，多與甜品搭配食
用，如酒釀蛋或酒釀
荷包蛋，是產婦坐月
子時很好的補品。

Seafood

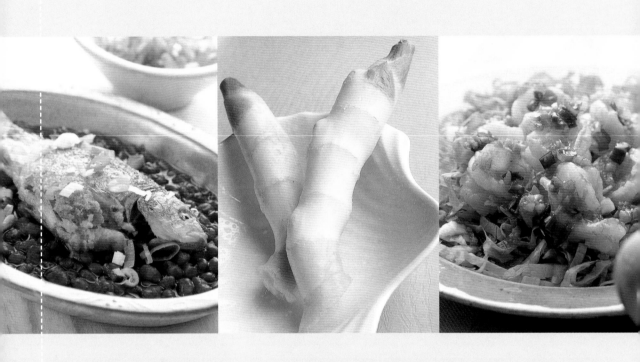

簡單料理、保留原味，

8道海鮮佳餚的精彩演出，

讓你嚐得到海裡的新鮮，

與營養的滋味。

Seafood

Seafood

家常海味

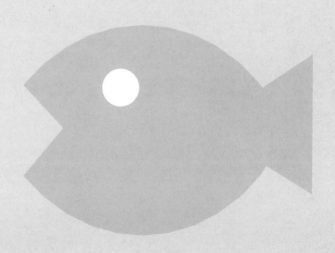

Seafood

★本道食療很適合久坐辦公室、有腰痠症狀者食用。

蝦仁白菜

Seafood

功效

1.可促進體內環保,使大小便順暢。

2.可改善長期乾咳。

3.有益於消除水腫,幫助下半身水腫輕鬆排水。

4.促進腎上腺荷爾蒙分泌。

注意事項

1.不能用大白菜替代小白菜,否則會失去原有功效。

2.醬汁拌勻不可事先淋上,否則不僅會出汁,還會破壞功效、影響口感。

● 材料 INGREDIENTS

小白菜約180公克(5兩)、蝦仁約180公克(5兩)

●● 調味 SAUCE

醬汁:糖1小匙、白醋2小匙、醬油3小匙、黑麻油4小匙、蔥薑蒜末各1/3小匙

醃料:酒1小匙、太白粉1/2小匙、胡椒粉1/4小匙

●●● 做法 RECIPE

1 小白菜洗淨切細絲,放入盤中。

2 蝦仁加入醃料拌勻,起油鍋放入蝦仁快炒至8分熟時,熄火取出,置於小白菜絲上。

3 將醬汁拌勻,待食用前淋上即可。

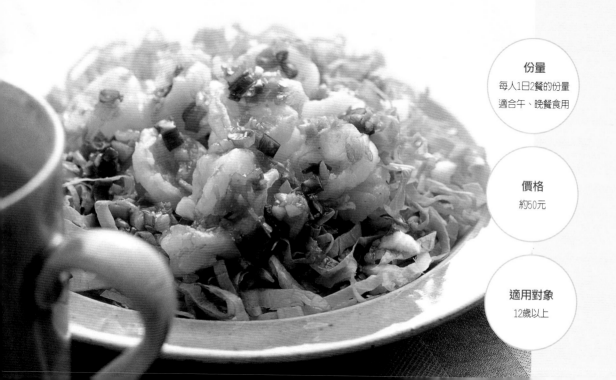

份量
每人1日2餐的份量
適合午、晚餐食用

價格
約50元

適用對象
12歲以上

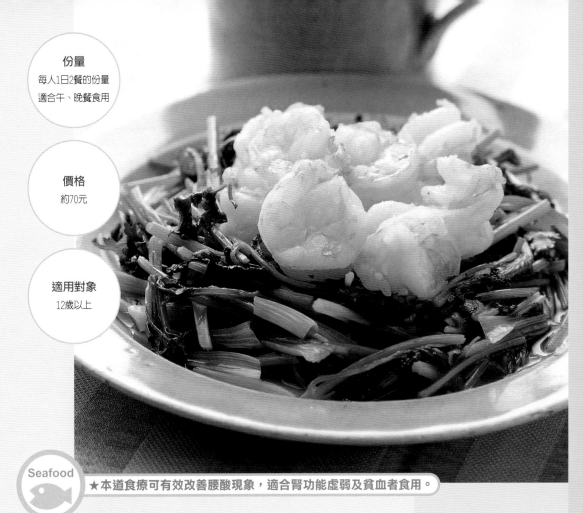

份量
每人1日2餐的份量
適合午、晚餐食用

價格
約70元

適用對象
12歲以上

Seafood

★本道食療可有效改善腰酸現象，適合腎功能虛弱及貧血者食用。

香根蝦仁

● 材料 INGREDIENTS

香菜300公克（半斤）、蝦仁約180公克（5兩）

●● 調味 SAUCE

蔥薑蒜末各1/3小匙、鹽1/3小匙、麻油1小匙

醃料：酒1小匙、胡椒粉1/4小匙

●●● 做法 RECIPE

1 香菜洗淨切段備用。

2 蝦仁抽去腸泥，於背部劃一刀，再以少許鹽抓洗，以清水沖淨
後擦乾水份，即可加入醃料拌勻備用。

3 起油鍋爆香蔥薑蒜末，再放入蝦仁快炒至8分熟，加鹽調味。

4 熄火後加入香菜及麻油，利用餘溫拌炒片刻，起鍋即可食用。

功效

1.可幫助造血、增加血紅素。

2.可補腎壯陽。

注意事項

1.高血壓之患者禁止食用，以
防血壓上升。

2.血紅素低之患者，連續食用3
天，效果奇佳。

3.香菜拌炒時，時間不要過
長，以免香菜急速縮小。

4.隔餐食用時不可再加熱，否
則會失去原有功效。

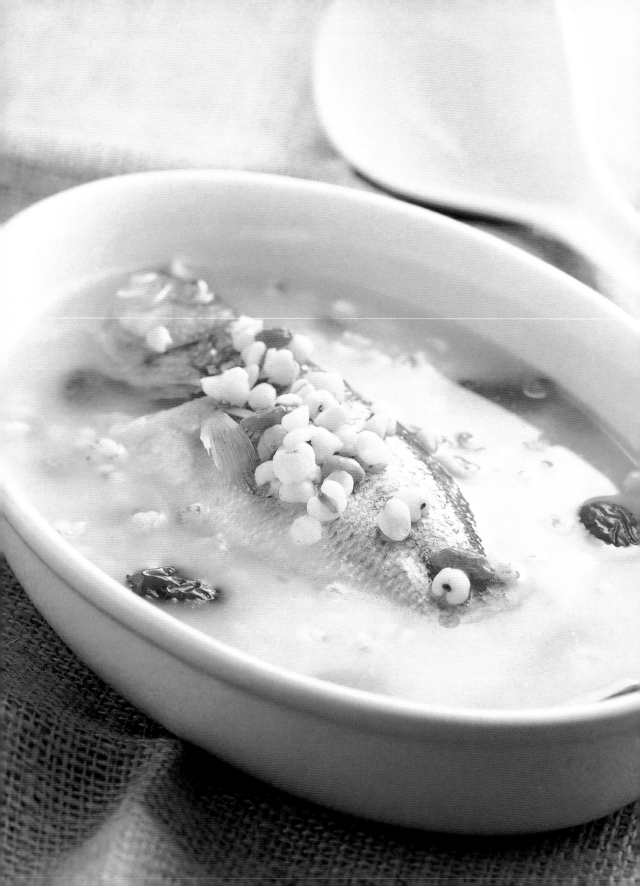

★薏仁有助於排除體內廢物，與鱸魚同煮很適合產後婦女食用。

薏仁鱸魚

材料 INGREDIENTS

薏仁180公克（5兩）、鱸魚1條（約10兩）

●● 調味 SAUCE

麻油1小匙、蔥薑蒜末各1小匙、白酒4小匙（甜酒釀中之糯米酒最佳）、鹽1小匙、枸杞2小匙、紅棗5顆、水2,000c.c.

●●● 做法 RECIPE

1 薏仁洗淨，泡水4小時後，取出備用。

2 將鱸魚洗淨後斜劃2至3刀，抹上適量酒去除腥味。

3 在魚皮上抹一層鹽，魚腹中則塞入蔥薑蒜末。

4 鍋中放入清水，再將魚、薏仁及其餘調味料加入，以大火煮開後改小火煮30～40分鐘即可。

份量
每人1日3餐的份量
適合午、晚餐及宵夜
食用

價格
約100元

適用對象
12歲以上
未滿12歲份量減半

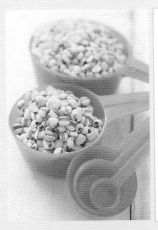

薏仁

薏仁有大小薏仁之分，小薏仁即為洋薏仁，但若要有療效，則必須選用大薏仁。薏仁含有大量的氨基酸及蛋白質、鈣、鐵、維生素B1、B2等，具清熱解毒、利尿與除斑美白、使皮膚滑嫩、抗癌等功效，被視為美容聖品。

食物魔法術

將薏仁與糯米一起釀酒飲用，對於消除水腫、治療的腳踝扭傷宿疾，效果尤佳。

功效

1.可祛除濕熱、風濕。

2.健脾益胃，補肺清熱，排除體內廢物及積水。

注意事項

1.孕婦或容易流產的婦女，不可食用薏仁，以免增加流產機會。

2.烹調時將麻油改用甜酒釀中之糯米一起燉煮，食用後可幫助傷口癒合，療效極佳。

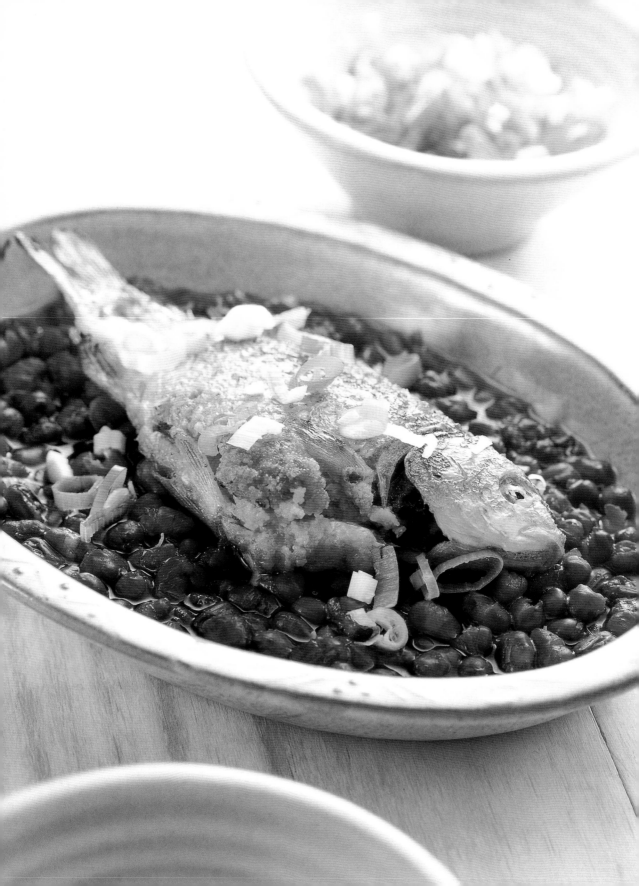

★本道食療適合有水腫症狀者食用，可利尿、幫助體內排水。

紅豆鯽魚

材料 INGREDIENTS

紅豆1/2碗、鯽魚1條（約半斤）

●● 調味 SAUCE

白酒4小匙、鹽適量、蔥薑蒜末各1/2小匙、水1.5碗、
糖1小匙、醬油3小匙、麻油4小匙、胡椒粉少許

●●● 做法 RECIPE

1 紅豆洗淨事先浸泡12小時，入鍋蒸熟取出備用。

2 鯽魚洗淨後斜劃2至3刀，抹上適量的酒以去除腥
味。

3 在魚皮上抹一層鹽，魚腹中塞入蔥薑蒜末。

4 起油鍋，將鯽魚入鍋煎至5分熟，放入紅豆、水及其
餘調味料，以大火燉煮15～20分鐘，熄火起鍋即可。

份量
每人1日2餐的份量
適合午、晚餐食用

價格
約50元

適用對象
12歲以上

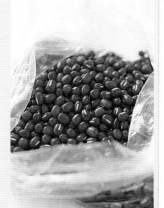

紅豆

是一種具有多種療效的健康食品，含有豐
富的維生素B1以及磷、鐵、鉀與纖維質，
可有效消除疲勞、鬆弛肌肉、治療宿醉。
此外，紅豆表皮含有一種稱作「皂草甘」
的成分，可降低血液中的膽固醇與脂肪，
對於利尿、消除浮腫也有助益。

食物魔法術

將紅豆磨粉加水調成糊狀，塗敷於患部，
可消腫解毒，對於治療腮腺炎也有效。

功效

1.消除腹脹。

2.可利尿、消除水腫並防止腹瀉。

3.強筋健骨，可防止肌肉抽筋。

注意事項

1.本道食療不適合長期食用，若長
期食用，會使肌膚乾燥。

2.煮紅豆時不可使用鐵鍋，否則紅
豆顏色會變黑，影響美觀。

份量

每人1日1餐的份量
適合於晚餐食用

價格

約40元

適用對象

一般人均可

Seafood

★本道食療可減脂、壯陽，特別適合男性食用。

韭黃燜鯽魚

● 材料　INGREDIENTS

韭黃約150公克（4兩）、小鯽魚1條（約5兩）

●● 調味　SAUCE

糖1/2小匙、白醋2小匙、麻油1小匙、酒2小匙、
鹽1/2小匙、蔥薑蒜末各1小匙、水1碗

●●● 做法　RECIPE

1 韭黃洗淨切寸段，小鯽魚洗淨瀝乾水份。

2 將蔥薑蒜末各1/2小匙塞入魚腹中。

3 起油鍋，將剩下之蔥薑蒜末爆香後，將小鯽魚
放入鍋中略煎。

4 鍋中加水，再放入其餘調味料，以小火燜15分
鐘，起鍋前加入韭黃燜片刻，即可取出食用。

功效

1.促進食慾。

2.補腎壯陽。

3.強健腰部與膝關節。

注意事項

韭菜別名起陽草，所以對男
性特別有效。

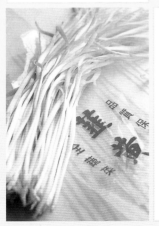

韭黃

韭黃採遮光栽培，使其無法進行光合作
用，所以顏色黃白而非綠色，風味也比綠
韭菜溫醇柔和許多。韭黃含有多種維生
素、纖維質以及硫化物，可有效消除疲
勞、幫助血液循環、增強體力與促進消化
等功效，亦可增強性功能，被譽為「僅次
於大蒜的精力蔬菜」。

食物魔法術

將韭黃直接搗汁飲用，可治療胸骨疼痛。

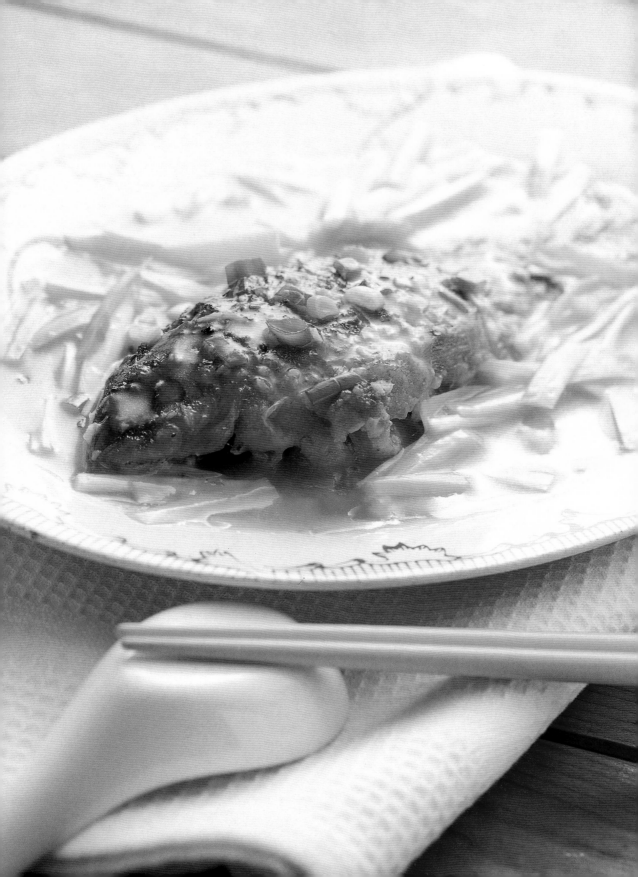

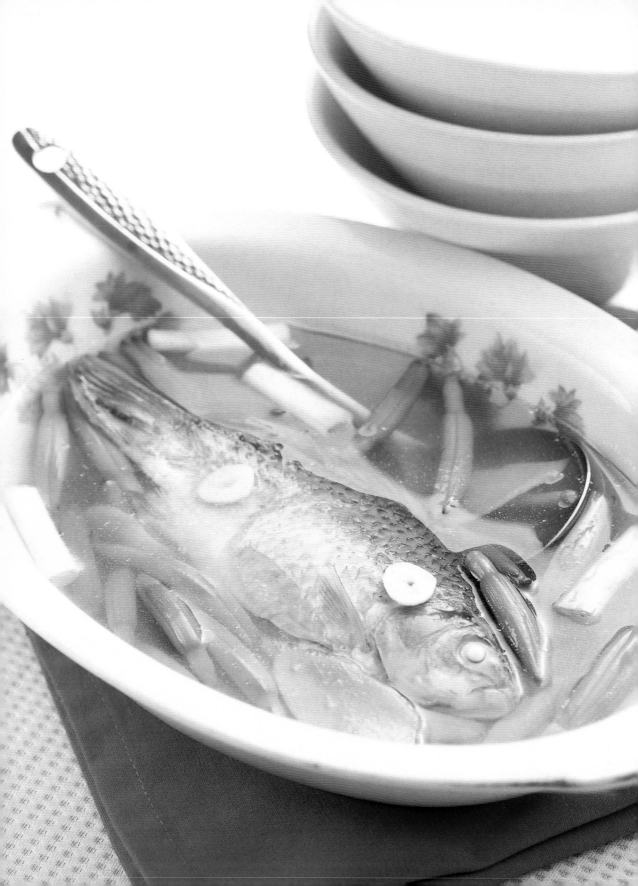

★本道食療可調理體內五臟，身體機能虛弱者可多食用。

金花鯽魚

● 材料 INGREDIENTS

新鮮金針花150公克（4兩）、小鯽魚1條（約5兩）

●● 調味 SAUCE

水1,000c.c.、蔥段、薑片、蒜片各適量、糖1/3小匙、
鹽1/2小匙、胡椒粉1/2小匙、酒2大匙

●●● 做法 RECIPE

1 金針花及小鯽魚洗淨瀝乾，小鯽魚斜劃2～3刀備
用。

2 將1,000c.c.的水放入鍋中煮開，加入蔥段、薑片、
蒜片以大火煮至香味溢出。

3 放入金針花及小鯽魚，續用大火煮開。

4 加入其餘調味料，續煮約10分鐘後，熄火盛盤即可
食用。

份量
每人1日1餐的份量
適合3～5天食用1次

價格
約60元

適用對象
一般人均可

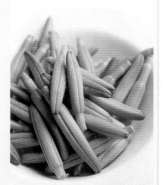

金針花
富含維生素A、C、鉀、卵磷酯等，能清熱補
血、利水消腫；對於肝火引起的頭暈、頭
痛、耳鳴、水腫、心悸等，均有療效。亦可
降低膽固醇、治療記憶力減退等。
新鮮金針花含有秋水仙鹼，要先汆燙後再煮
食，否則大量食用後會出現噁心、嘔吐、腹
痛、腹瀉或暈眩等病徵。

食物魔法術
將金針的葉子搗汁飲用，可治療胸骨疼痛。

功效
1.增進腎功能，防止腰酸。
2.促進食欲。
3.可治療婦女生理期間腹內冷
脹。

注意事項
1.本道食療不可以其他魚種代
替鯽魚，會失去原有功效。
2.可加入麵條拌勻食用，風味
尤佳。

Seafood

★體內燥熱、經常便祕者，多食用本道食療可獲得有效改善。

莧菜鯛魚

● **材料** I N G R E D I E N T S

白莧菜150公克（4兩）、鯛魚片約110公
克（3兩）

●● **調味** S A U C E

酒2小匙、白醋1/2小匙、薑汁1小匙、鹽
與胡椒粉各適量

●●● **做法** R E C I P E

1 白莧菜洗淨備用，烤箱預熱。

2 鯛魚片洗淨，將所有調味料調勻，均勻
塗在鯛魚片兩面。

3 用白莧菜將鯛魚片包起，再用鋁箔紙包
住，置於烤盤中。

4 放入烤箱以上火100℃，下火150℃烤8
分鐘，取出盛盤即可。

功效

1.補氣清熱。

2.有利於胃腸蠕動，使大小便
通暢。

3.食用後易有飽足感，若長期
食用可增強氣力。

注意事項

1.若能連續食用3日以上，可
獲得極佳之效果。

2.與鱉（甲魚）一起食用，易
引發中毒。

莧菜

莧菜較常見的有白莧和紅莧兩
種，是一種高營養價值的蔬
菜。白莧的維生素A、B、C含
量豐富，具清熱退火之效；紅
莧所含鐵質含量則為菠菜的2
倍，經常食用可補血益氣。

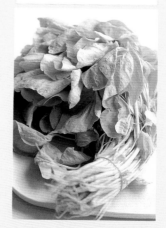

份量
每人1日2餐的份量
適合午、晚餐食用

價格
約30元

適用對象
12歲以上

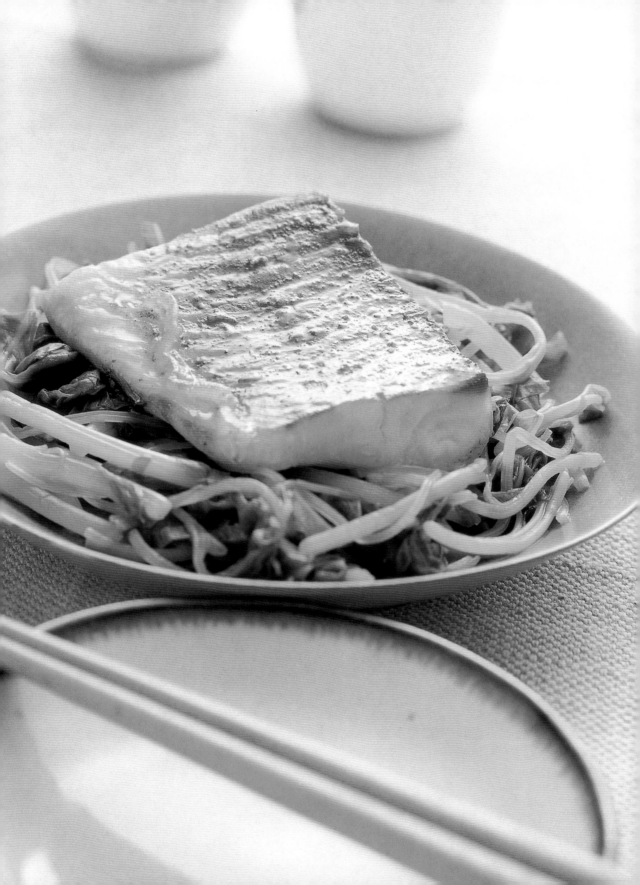

Seafood

★經常食用本道食療，可幫助排便、改善皮膚粗糙狀況。

芋頭蒸鯽魚

份量
每人1日2餐的份量
適合午、晚餐食用

價格
約45元

適用對象
12歲以上

● 材料　INGREDIENTS

芋頭約180公克（5兩）、小鯽魚1條（約5兩）

●● 調味　SAUCE

薑末3小匙、水600c.c.、糖1/2小匙、酒2小匙、鹽
適量、蒜末1小匙

●●● 做法　RECIPE

1 芋頭去皮洗淨，切塊狀備用。

2 鍋中放入薑末2小匙、芋頭及適量水同煮，約5
分鐘後撈起芋頭。

3 煮芋頭同時，將小鯽魚洗淨，放入淺盤中。

4 將芋頭、水600c.c.及其餘之調味料一起放入裝
有小鯽魚之盤中，放入電鍋蒸。

5 外鍋放入1碗水，重覆蒸3次，即可取出食用。

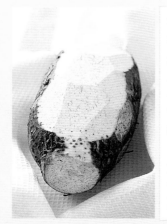

芋頭
芋頭所含主要營養素有蛋白質、鉀及維
生素C及B群。切開芋頭後，會分泌出令
皮膚發癢的黏液，此黏液在食用後會轉
化成可保護胃壁、腸壁的物質，治療腸
胃潰瘍，還可促進唾液及荷爾蒙分泌、
強化肝臟功能。

食物魔法術
被蚊蟲咬傷時，可將芋梗摘下搗碎，取
其汁液塗抹於患處即可止癢。

功效
1.增進腸胃蠕動，
使肌膚滑嫩。
2.可治療靜脈瘤。

注意事項
1.芋頭以白芋頭效
果最佳，若使用
紫芋頭，則無任
何成效。
2.產婦不宜食用。

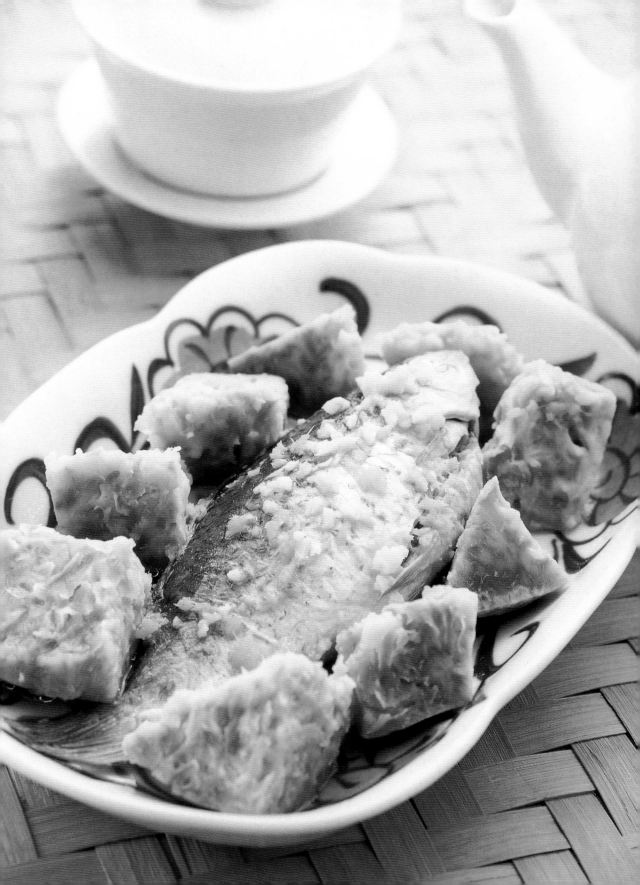

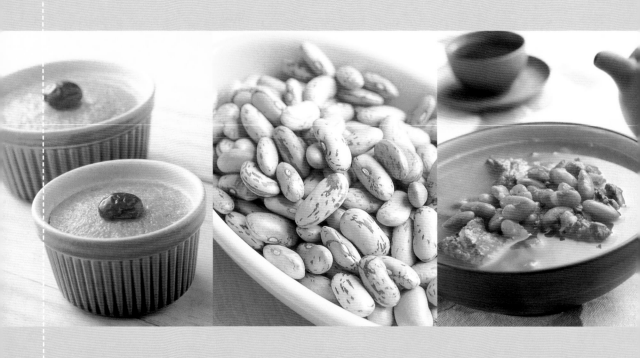

糕點與湯，

交織出營養與健康。

10道解渴解饞的甜點與湯品，

讓你嚐到甜頭也能兼顧補身。

Soup & Dessert

湯&甜品

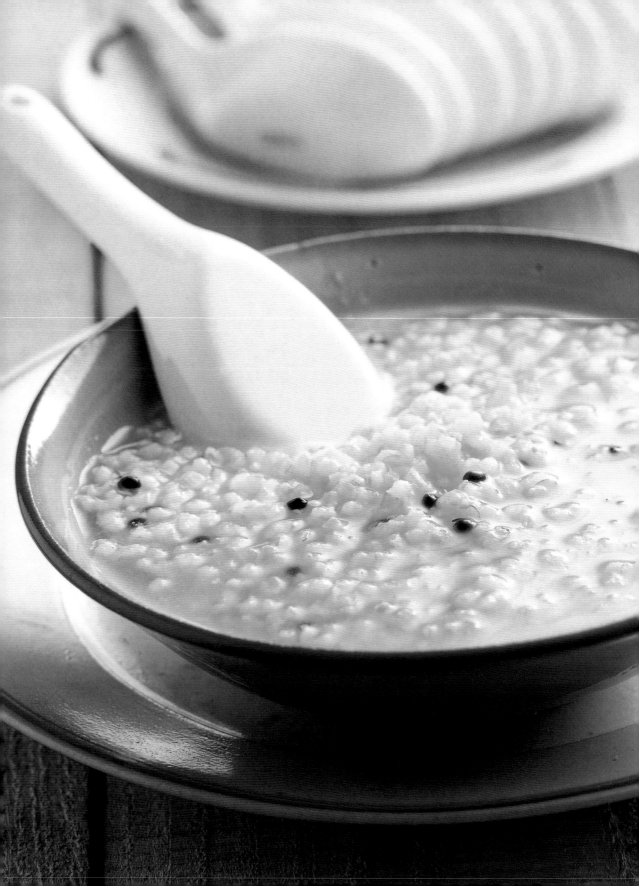

份量	價格	適用對象
每人1日3餐的份量	約15元	6歲以上

Soup

★麻子仁可潤滑腸道，是治療便祕的最佳天然食品。

麻子仁粥

● 材料 INGREDIENTS

麻子仁35公克（1兩）、糙米1/2碗、
水2,500c.c.

●● 調味 SAUCE

青蔥末適量、鹽1小匙、胡椒粉1/2小匙

●●● 做法 RECIPE

1 麻子仁乾炒至熟。

2 將糙米、麻子仁和水放入鍋中，以大火
  煮沸後，改小火續煮30分鐘。

3 熄火後取出，撒上適量青蔥末及胡椒、
  鹽調味即可食用。

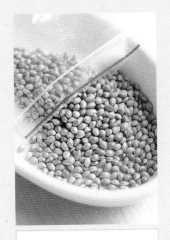

麻子仁

性質甘潤，食用後可潤腸、暖
脾，但其主要功能則為治療便
祕，對於因生病或婦人生產引
發的便祕，都有很好的療效，
亦有萃取其成分製成麻子仁
丸，直接服用即可達到療效。
除了治療便祕，亦可調理婦女
生理及更年期。

功效

1.可潤燥、滑腸。

2.可改善腹脹、腰痛。

3.可改善產婦產後便秘，以及
婦女經期不順。

★多食用大麥可補中益氣、除熱解渴，身體虛弱或燥熱者均適合食用。

功效

1.可強健血脈、補氣虛。

2.祛除體內燥熱。

3.長期食用可使皮膚潤滑、防止頭髮變白。

注意事項

1.本道糕品之食用期限，不可超過3日，以免蒸糕腐壞。

2.將其浸泡於茶水中，待發漲後食用，有益於頭髮烏黑。

3.將其浸泡於開水中，待發漲後調入薑汁食用，可祛除小便灼熱的症狀。

大麥蒸糕

● 材料　INGREDIENTS

大麥300公克（半斤）、紅棗數顆

●● 調味　SAUCE

蜂蜜120c.c.、水500c.c.

●●● 做法　RECIPE

1 大麥洗淨，事先泡水12小時後取出。

2 大麥放入果汁機中，加入水與蜂蜜一起打碎成漿狀，倒入模型中。

3 將模型放入電鍋，外鍋放入1.5碗的水，蒸好時取出裝飾上紅棗即可。

份量
每人1日3餐的份量

價格
約15元

適用對象
6歲以上

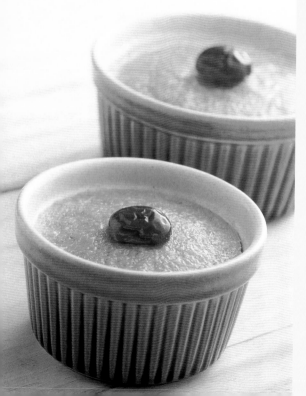

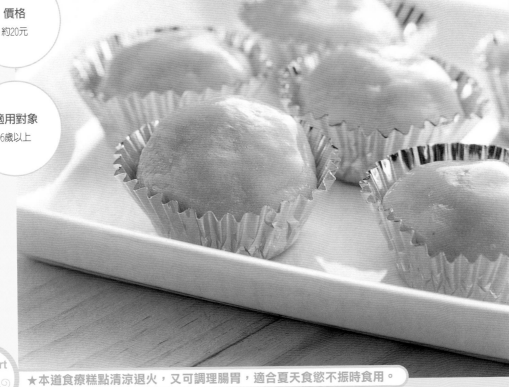

份量
每人1日2餐的份量
適合早、晚餐食用

價格
約20元

適用對象
6歲以上

Dessert

★本道食療糕點清涼退火，又可調理腸胃，適合夏天食慾不振時食用。

翡翠蒸糕

● 材料 INGREDIENTS

小麥草約180公克（5兩）、低筋麵粉225公克（6兩）

●●● 做法 RECIPE

1 小麥草洗淨，瀝乾水份後榨汁。

2 將小麥草汁與麵粉攪拌成麵糰，分成小塊，揉圓後放入
模型中。

3 準備蒸籠，待水滾後，將麵糰放入蒸籠，以大火蒸約20
分鐘，取出待涼即可食用。

功效
1.長期食用有益腸胃功能。
2.退火補身，預防盜汗。

注意事項
1.烹調時不可加鹽或任何調味料調
味，否則會影響療效。
2.本道糕品之食用期限，不可超過
2日，以免蒸糕腐壞。

★本道食療可利尿，尤其適合小便不順者食用。

黃金蒸糕

功效
1.強健腸胃，可促進大小便通暢。
2.可改善孕婦難產。

注意事項
1.本道食療可搭配任何酌料一起食用。
2.若搭配紅酒食用，有助於改善霍亂病情。
3.作為一般點心食用時，若加入適量甜酒釀，效果極佳。

● 材料 INGREDIENTS
玉米醬1碗、糙米1/2碗

●● 調味 SAUCE
水1.5碗

●●● 做法 RECIPE
1 糙米洗淨，事先泡水12小時後取出。
2 將糙米放入果汁機中，再加入玉米漿與水一起打碎成漿狀，倒入容器中。
3 將容器放入電鍋中，外鍋放入1.5碗的水，蒸好時取出，待涼切塊即可食用。

份量
每人1日2餐的份量
適合早、晚餐食用

價格
約30元

適用對象
6歲以上

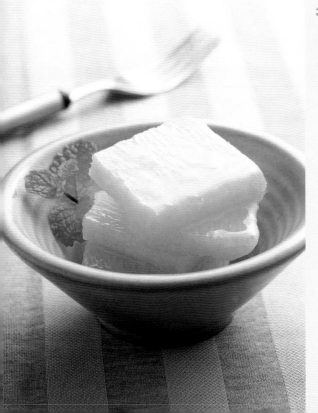

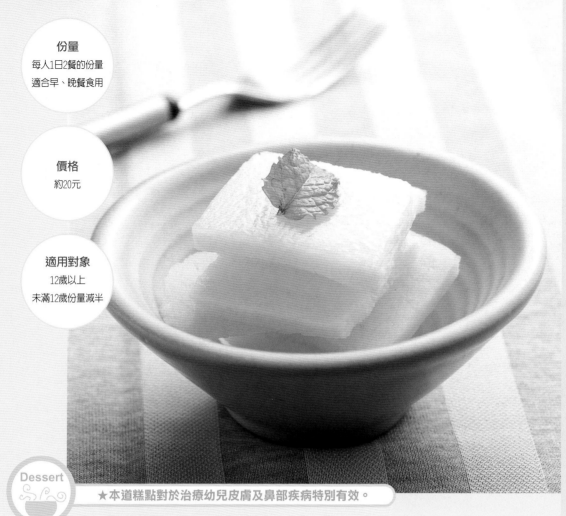

★本道糕點對於治療幼兒皮膚及鼻部疾病特別有效。

份量
每人1日2餐的份量
適合早、晚餐食用

價格
約20元

適用對象
12歲以上
未滿12歲份量減半

高粱蒸糕

● 材料 INGREDIENTS

高粱1碗、胚芽米1碗

●● 調味 SAUCE

水2碗、老薑汁1大匙

●●● 做法 RECIPE

1 高粱及胚芽米一起洗淨,事先泡水12小時後取出。

2 將高粱和胚芽米放入果汁機,加水一起打碎成漿狀,再
加入老薑汁打勻,倒入容器中。

3 將容器放入電鍋中,外鍋放入1.5碗的水,蒸好時取出,
待涼切塊即可食用。

功效

1.消除體熱煩燥。

2.可改善因胃虛引起的嘔吐症狀。

3.可改善幼兒皮膚生瘡與鼻內過乾
的症狀。

注意事項

1.本道糕品之食用期限,不可超過
3日,以免蒸糕腐壞。

2.將其搭配紅酒一起食用,可改善
霍亂病情。

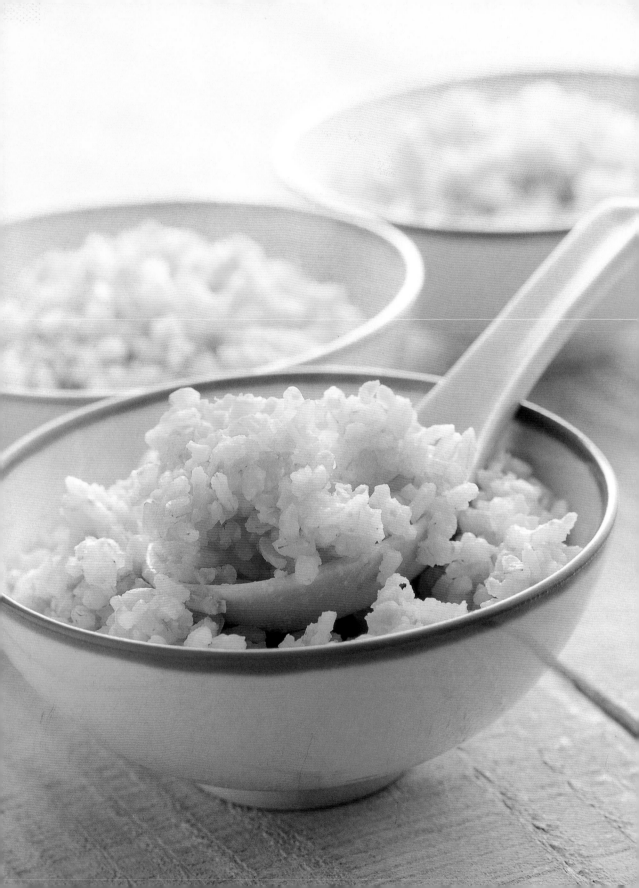

Dessert

★地瓜含豐富膳食纖維，飲食中經常吃肉者多食用地瓜，可幫助排便、防癌。

地瓜蒸飯

材料 INGREDIENTS

地瓜約1碗、糙米1/2碗、水1.5碗

●●● 做法 RECIPE

1 地瓜去皮洗淨，切成細絲備用。

2 糙米洗淨，連同地瓜絲與水置於容器中，放入電鍋蒸1次（外鍋放入1碗水），蒸熟後即可食用。

份量
每人1日2餐的份量
適合午、晚餐食用

價格
約15元

適用對象
3歲以上

功效

1.健脾補氣，可改善身體虛弱無力的症狀。

2.有助於通便。

3.增強腎功能。

注意事項

1.需長期食用才能見效。

2.每日不可食用過量，否則容易營養過剩。

3.糖尿病患者需減少食用。

地瓜

是一種物美價廉的健康食品，含有豐富的醣類、粗纖維以及維生素C、B1、E、鉀、β胡蘿蔔素等，除可刺激腸胃蠕動、幫助排便，減低罹患大腸癌的機率，還具有美白抗斑、降低膽固醇等功效。現代人習慣大魚大肉，使體內呈現酸性，偶爾食用鹼性的地瓜，有助於平衡體內酸鹼質。

忌

消化不良或有腸胃毛病者，不宜多食，否則易引發腹痛或脹氣。

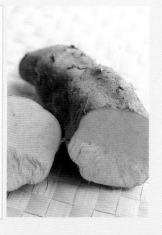

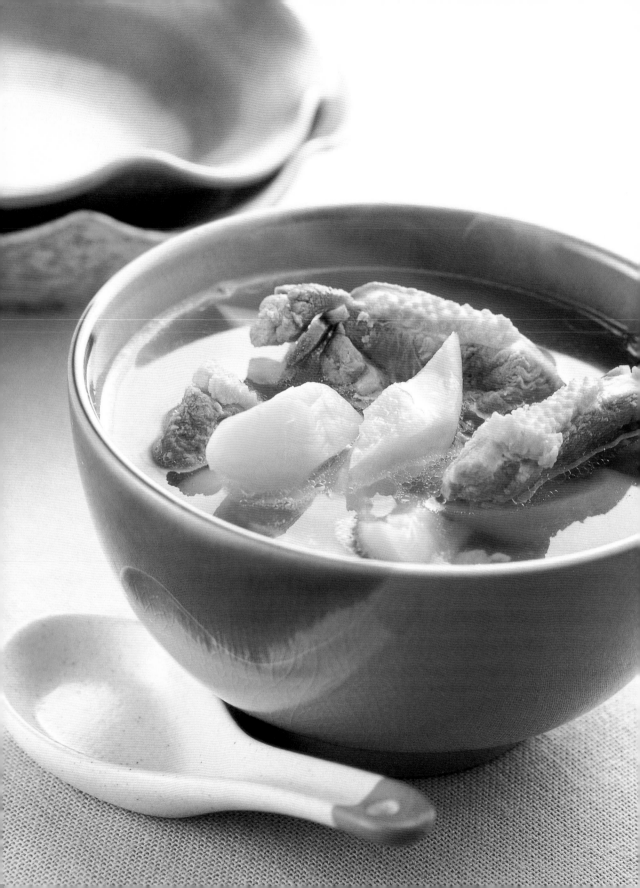

功效	注意事項
1.補陰。	1.重大疾病患者忌食，易使病情惡化。
2.除痰止嗽。	2.烹調時不可加鹽或其他食材，否則會失去原有功效。
3.增強肺功能，改善肺部病症。	

Soup

★肺功能不佳或患有肺部疾病者，多食用可有效改善病症。

鴨肉菜脯湯

● 材料 INGREDIENTS

老蘿蔔乾35公克（1兩）、紅面鴨肉1/4隻（約半斤）

●● 調味 SAUCE

水1,000c.c.

●●● 做法 RECIPE

1 老蘿蔔乾洗淨瀝乾，切成塊狀。

2 紅面鴨肉剁成塊狀後入滾水汆燙，撈起瀝乾水份。

3 將鴨肉及老蘿蔔乾一起置於容器內，加水後放入電鍋蒸（外鍋放入1碗水），蒸熟後即可取出食用。

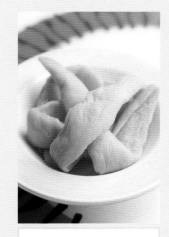

老蘿蔔乾

蘿蔔乾又稱「菜脯」，市售蘿蔔乾有切片、切末或整條，其中一種「陳年老菜脯」醃製時間需20年，除了一般蘿蔔乾所含豐富鐵質，更有多種益菌，可治療氣喘、膽固醇及血糖過高等症狀，亦可醒酒解毒，蘿蔔的粗纖維也可幫助排便。

份量	價格	適用對象
每人1日2餐的份量適合午、晚餐食用	約80元	6歲以上

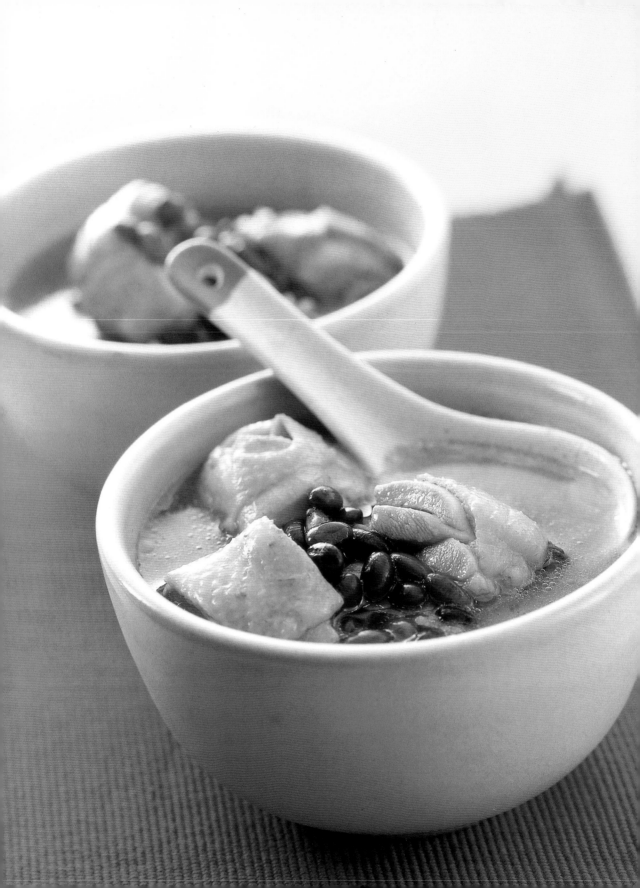

Soup

★黑豆可抗老、預防心血管疾病，本道湯品可增強元氣，適合老年人食用。

雞肉黑豆湯

份量
每人1日2餐的份量
適合午、晚餐食用

● 材料 INGREDIENTS

黑豆1/2碗、土雞腿1隻（半斤）

價格
約70元

●● 調味 SAUCE

鹽1/2小匙、蔥薑蒜末各1/3小匙、胡椒粉1/4小匙、水1,500c.c.

適用對象
12歲以上
連續食用1週
可改善體質

●●● 做法 RECIPE

1 黑豆洗淨後瀝乾，入鍋以小火乾炒至熟，取出備用。
2 雞腿洗淨，剁塊入滾水汆燙後撈起。
3 黑豆、雞肉與水一起放入鍋中以大火煮開，再改小火續煮30分鐘，加入其餘調味料拌勻即可。

功效
1.可改善胃脹氣，潤肺。
2.可增加骨髓，改善身體虛弱無力。
3.消散體內瘀血，消腫。

黑豆
是一種營養健康的食品，其含有不飽和脂肪酸、維生素E以及纖維質，據醫學證實可降低血脂肪，預防心血管疾病。而除了維生素E，黑豆也還含有花青素等抗氧化劑，可防老化、防皺紋，豐富的纖維質更可幫助排便，具有養顏美容之效。

忌
近來有人以生吞黑豆為健康療法，但生黑豆裡的成分會造成人體無法吸收利用營養素，也會刺激腸胃造成脹氣，應避免之。

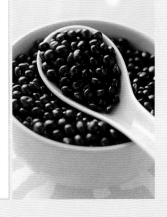

Dessert

★食用花豆可消除疲勞、預防心臟疾病，本道湯品還可消除老人斑。

花豆排骨湯

● 材料 INGREDIENTS

花豆150公克（4兩）、小排骨150公克（4兩）

●● 調味 SAUCE

水3碗

●●● 做法 RECIPE

1 花豆洗淨，事先浸水12小時備用。

2 小排骨放入滾水中汆燙，撈起瀝乾，與花
豆、水一起放入容器中。

3 將容器放入電鍋（外鍋放1碗水），重覆蒸2
次，蒸熟後即可取出食用。

功效
消除老人斑

注意事項
本道食療在連續食用一星期
後，必須休息一星期再繼續食
用。

花豆
俗稱「大紅豆」，含豐富的蛋
白質、維生素B1、B2以及鉀、
鈣等多種礦物質，熱量比其他
豆類來得低。食用後可有效消
除疲勞，對於增強心臟功能、
預防心臟疾病很有幫助；此外
花豆還可調理腸胃、消除水
腫，但食用過量容易腹脹。

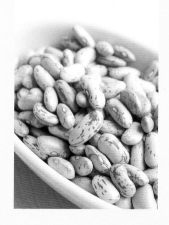

份量
每人1日2餐的份量
適合午、晚餐食用

價格
約35元

適用對象
6歲以上

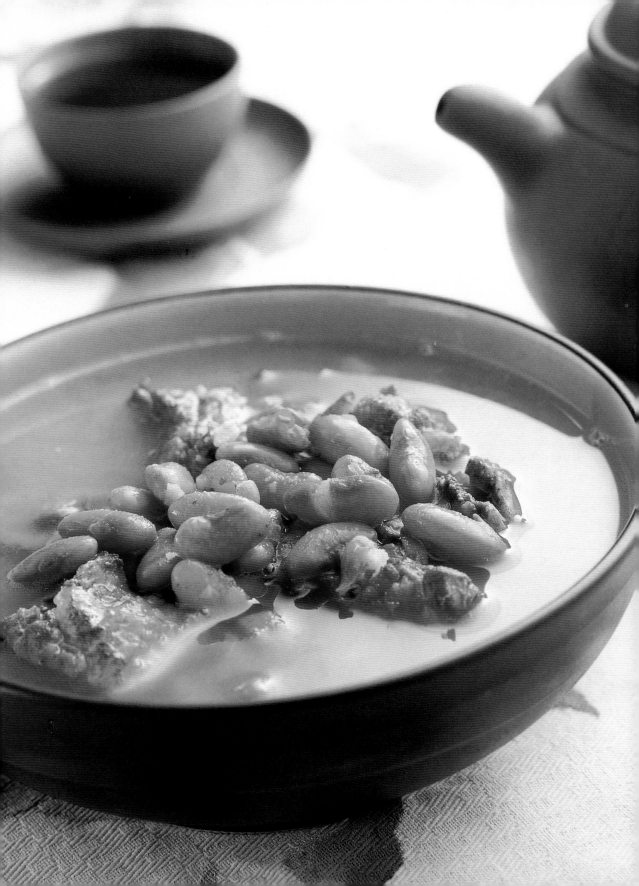

Dessert

★蔥可治療傷風感冒，全株均有療效，將蔥鬚與小腸燉湯可改善兒童夜尿。

蔥鬚小腸湯

● 材料 INGREDIENTS

蔥鬚150公克（4兩）、小腸600公克（1斤）

●● 調味 SAUCE

水2,000c.c.

●●● 做法 RECIPE

1 蔥鬚洗淨備用，小腸洗淨後入滾水汆燙，取出漂涼切成小段。

2 水、蔥鬚及小腸放入容器中以大火煮開，再改小火熬4小時，熄火盛碗即可食用。

功效
1.通陽活血。
2.可明目，增進聽力。
3.可改善小孩夜尿情況。

注意事項
本道食療餐點不可添加鹽或任何調味料，否則會失去原有功效。

蔥
蔥味道雖辛辣，但屬性溫和，全株皆可食用，可治傷風感冒。蔥鬚即為蔥的根鬚，可治療鼻塞、流鼻水、發冷發熱等由感冒所引起的症狀，此外還有補腦、通腸、降血壓等功效，與其他藥材調合，亦可治療腫瘡、凍傷。

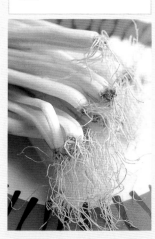

份量
每人1日2餐的份量
適合午、晚餐食用

價格
約60元

適用對象
一般人均可

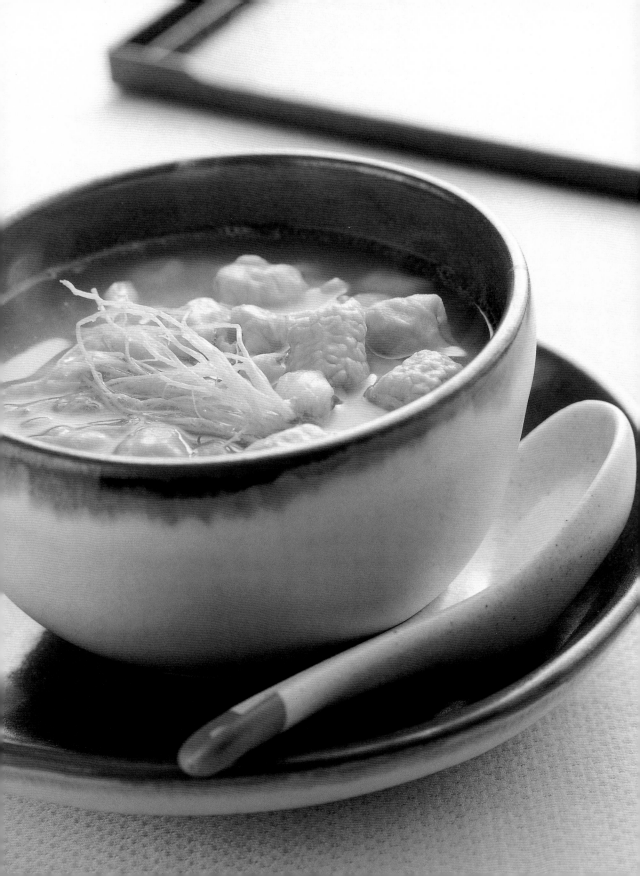

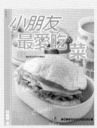
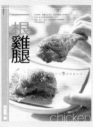
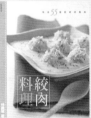

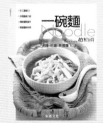

COOK50系列			
COOK50001	做西點最簡單	賴淑萍著	定價280元
COOK50002	西點麵包烘焙教室 —— 乙丙級烘焙食品技術士考照專書	陳鴻霆、吳美珠著	定價480元
COOK50003	酒神的廚房	劉令儀著	定價280元
COOK50004	酒香入廚房	劉令儀著	定價280元
COOK50005	烤箱點心百分百	梁淑嫈著	定價320元
COOK50006	烤箱料理百分百	梁淑嫈著	定價280元
COOK50007	愛戀香料菜	李櫻瑛著	定價280元
COOK50008	好做又好吃的低卡點心	金一鳴著	定價280元
COOK50009	今天吃什麼 —— 家常美食100道	梁淑嫈著	定價280元
COOK50010	好做又好吃的手工麵包 —— 最受歡迎麵包大集合	陳智達著	定價320元
COOK50011	做西點最快樂	賴淑萍著	定價300元
COOK50012	心凍小品百分百 —— 果凍・布丁（中英對照）	梁淑嫈著	定價280元
COOK50013	我愛沙拉 —— 50種沙拉・50種醬汁（中英對照）	金一鳴著	定價280元
COOK50014	看書就會做點心 —— 第一次做西點就OK	林舜華著	定價280元
COOK50015	花枝家族 —— 透抽軟翅魷魚花枝 章魚小卷大集合	邱筑婷著	定價280元
COOK50016	做菜給老公吃 —— 小倆口簡便省錢健康浪漫餐99道	劉令儀著	定價280元
COOK50017	下飯ㄟ菜 —— 讓你胃口大開的60道料理	邱筑婷著	定價280元
COOK50018	烤箱宴客菜 —— 輕鬆漂亮做佳餚（中英對照）	梁淑嫈著	定價280元
COOK50019	3分鐘減脂美容茶 —— 65種調理養生良方	楊錦華著	定價280元
COOK50020	中菜烹飪教室 —— 乙丙級中餐技術士考照專書	張政智著	定價480元
COOK50021	芋仔蕃薯 —— 超好吃的芋頭地瓜點心料理	梁淑嫈著	定價280元
COOK50022	每日1,000Kcal瘦身餐 —— 88道健康窈窕料理	黃苡菱著	定價280元
COOK50023	一根雞腿 —— 玩出53種雞腿料理	林美慧著	定價280元
COOK50024	3分鐘美白塑身茶 —— 65種優質調養良方	楊錦華著	定價280元
COOK50025	下酒ㄟ菜 —— 60道好口味小菜	蔡萬利著	定價280元
COOK50026	一碗麵 —— 湯麵乾麵異國麵60道	趙柏淯著	定價280元
COOK50027	不失敗西點教室 —— 最容易成功的50道配方	安 妮著	定價320元
COOK50028	絞肉の料理 —— 玩出55道絞肉好風味	林美慧著	定價280元
COOK50029	電鍋菜最簡單 —— 50道好吃又養生的電鍋佳餚	梁淑嫈著	定價280元
COOK50030	麵包店點心自己做 —— 最受歡迎的50道點心	游純雄著	定價280元
COOK50031	一碗飯 —— 炒飯健康飯異國飯60道	趙柏淯著	定價280元
COOK50032	纖瘦蔬菜湯 —— 美麗健康、美麗防癌蔬菜湯	趙思姿著	定價280元
COOK50033	小朋友最愛吃的菜 —— 88道好做又好吃的料理點心	林美慧著	定價280元
COOK50034	新手烘焙最簡單 —— 超詳細的材料器具全介紹	吳美珠著	定價350元
COOK50035	自然吃・健康補 —— 60道省錢全家補菜單	林美慧著	定價280元
TASTER系列			
TASTER001	冰砂大全 —— 112道最流行的冰砂	蔣馥安著	特價199元
TASTER002	百變紅茶 —— 112道最受歡迎的紅茶・奶茶	蔣馥安著	定價230元
TASTER003	清瘦蔬果汁 —— 112道變瘦變漂亮的果汁	蔣馥安著	特價169元
TASTER004	咖啡經典 —— 113道不可錯過的冰熱咖啡	蔣馥安著	定價280元
TASTER005	瘦身美人茶 —— 超強效減脂茶譜90道	洪依蘭著	定價199元
輕鬆做系列			
輕鬆做001	涼涼的點心	喬媽媽著	特價99元
輕鬆做002	健康優格DIY	陳小燕、楊三連著	定價150元

新世代旅行家

EasyTour001	省錢遊巴黎	劉文雯著	定價220元
EasyTour002	省錢遊北海道	謝坤潭著	定價299元
EasyTour003	到東京逛街	劉文雯、黃筱威著	定價250元
EasyTour004	東京台北逛雜貨	黃筱威著	定價250元
EasyTour005	花小錢遊香港 —— 扮美美&吃好吃	孫玉銘著	定價250元
EasyTour006	京阪神 —— 關西吃喝玩樂大補帖	希沙良著	定價299元
EasyTour007	花小錢遊韓國 —— 與韓劇場景浪漫相遇	黃淑綾著	定價299元
EasyTour008	東京恰拉 —— 就是這些小玩意陪我長大	葉立莘著	定價299元
EasyTour009	花小錢遊新加坡 —— 女性、學生、親子的新天堂樂園	孫玉銘著	定價249元
EasyTour010	迷戀峇里島 —— 住Villa・做SPA	峇里島小婦人著	定價299元

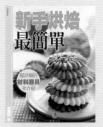

TOP25系列

Top25001	博物館在地遊	賴素鈴著	定價299元
Top25002	玩遍新台灣	羅子青著	定價299元
Top25003	吃吃喝喝遊廟口	黃麗如著	定價299元

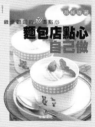

FREE系列

FREE001	貓空喫茶趣 —— 優游茶館・探訪美景	黃麗如著	特價149元
FREE002	北海岸海鮮之旅 —— 呷海味・遊海濱	李旻著	特價199元
FREE003	澎湖深度遊	林慧美著	定價299元

時尚生活

LifeStyle001	築一個咖啡館的夢	劉大紋等著	定價220元
LifeStyle002	買一件好脫的衣服	季衣著	定價220元
LifeStyle003	開一家自己的個性店	李靜宜等著	定價220元
LifeStyle004	記憶中的味道	楊明著	定價200元
LifeStyle005	我用一杯咖啡的時間想你	何承穎著	定價220元
LifeStyle006	To be a 模特兒	藤野花著	定價220元
LifeStyle007	愛上麵包店 —— 魅力麵包店88家	黃麗如著	定價280元
LifeStyle008	10萬元當頭家 —— 22位老闆傳授你小吃的專業知識與技能	李靜宜著	定價220元
LifeStyle009	百分百韓劇通 —— 愛戀韓星韓劇全記錄	單葑著	定價249元
LifeStyle0010	日本留學DIY —— 輕鬆實現留日夢想	廖詩文著	定價249元

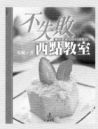

魔法書

MAGIC001	小朋友髮型魔法書	高美燕著	定價280元
MAGIC002	漂亮美眉髮型魔法書	高美燕著	定價250元
MAGIC003	化妝 初體驗	藤野花著	定價250元
MAGIC004	6分鐘泡澡瘦一身 —— 70個配方,讓你更瘦、更健康美麗	楊錦華著	定價280元
MAGIC005	美容考照教室 —— 丙級美容技術士考照專書	林佳蓉著	定價399元
MAGIC006	我就是要你瘦 —— 326公斤的真實減重故事	孫崇發著	定價199元

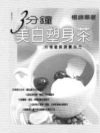

花葉集

PLANT001	懶人植物	唐芩著	定價280元
PLANT002	吉祥植物	唐芩著	定價280元
PLANT003	超好種室內植物	唐芩著	定價280元
Self001	穿越天山	吳美玉著	定價1500元
Self002	韓語會話教室	金彰柱	定價299元

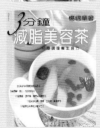

國家圖書館出版品預行編目資料

自然吃‧健康補　60道省錢全家補菜單
／林美慧 著.—初版.—台北市：
朱雀文化，2002〔民91〕
　　　面；　公分.—（COOK50系列；35）
　ISBN 957-0309-69-5（平裝）
　1. 食物治療　　2. 食譜
　418.91　　　　　　　　　　91014362

COOK500035

自然吃‧健康補
─60道省錢全家補菜單

作　　　者	林美慧
審　　　訂	楊錦華
烹飪助理	唐綠蓮
攝　　　影	徐博宇
美術編輯	葉盈君
食譜編輯	劉淑蘭
企畫統籌	李　橘
發 行 人	莫少閒
出 版 者	朱雀文化事業有限公司
地　　　址	北市建國南路二段181號8樓
電　　　話	02-2708-4888
傳　　　真	02-2707-4633
劃撥帳號	19234566 朱雀文化事業有限公司
e - m a i l	redbook@ms26.hinet.net
網　　　址	http://redbook.com.tw
總 經 銷	展智文化事業股份有限公司
I S B N	957-0309-69-5
初版一刷	2002.09
定　　　價	280元
出版登記	北市業字第1403號

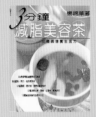

COOK50019

3分鐘減脂美容茶
——65種調理養生良方

中醫師 ※ 楊錦華著

定價280元

■吃膩了大魚大肉的美食後，就該來個體內環保，讓身材恢復原狀。最自然、溫和、營養的調理養生品就是在你我周圍的植物，藉由吸取日月精華而製成中藥藥材，就像維他命一樣，平時飲用可預防及保健，更可做好體內環保。

■作者以無藥味、容易取得的材料、最簡單的方法製作20道擁有輕盈體態的減脂茶、8道豐胸、美白、去斑美容茶、13道調經、更年期、禦寒消暑調理茶、12道消除心痛、頭痛、生理痛、胃痛飲茶、12種藥浴與藥枕的應用方法。

■新學友書局發行人廖蘇西姿、國際單親兒童文教基金會會長黃越綏專文推薦。

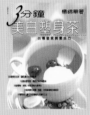

COOK50024

3分鐘美白塑身茶
——65種優質調養良方

中醫師 ※ 楊錦華著

定價280元

■擁有美白的肌膚是每一個女人的夢想，就讓我們以每天最簡單的3分鐘來個體內環保，讓皮膚白晰水亮又顧到身體。

■除了美白，當然還要塑身；本書強調雕塑身材，教讀者瘦臉、瘦手臂、瘦腰、瘦臀、縮小腹、修長大小腿和清理腸胃。這一切都只要每日3分鐘。

■20道美白去斑、讓肌膚水水的美白茶、10道從臉到腳、雕塑全身的減脂茶、10道豐胸、隆乳、保養頭髮的調理茶、15道消除生理痛、胃痛、治感冒發燒的解痛茶、10種敷臉、藥浴與自製藥丸的應用方法。

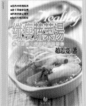

COOK50032

纖瘦蔬菜湯
——美麗健康、免疫防癌蔬菜湯

專業營養師 ※ 趙思姿著

定價280元

■在日本大為風行的五行蔬菜湯，近來也成為台灣普遍流行的養生保健食療。但光喝蔬菜熬煮的湯汁，並不能獲得蔬菜中的營養。

■所以作者趙思姿營養師提倡多吃蔬菜湯，利用少量的低油脂高湯，配上每天適量的黃、綠、紅、黑、白多顏色蔬菜，煮成營養價值極高的蔬菜湯。

■書中的每道食譜都標明清楚的熱量、五色功效，以及營養成分。

Healthy

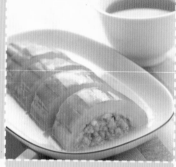

自然吃・健康補

60道
省錢全家補
菜單

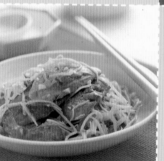

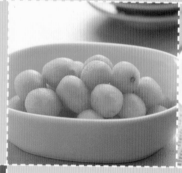

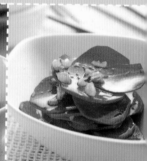

Seafood
Vegetable
Meat
Soup
Dessert

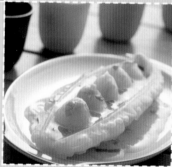

ISBN 957-0309-69-5

00280

9 789570 309690

定價 280元